全国高职高专教育医药卫生类专业课程改革"十二五"规划教材

供护理学、助产等专业用

康复护理学

主　编　黄　毅

副主编　袁海华　王　丽

编　委　（按姓氏笔画排序）

　　　　王　丽（山东万杰医学院）

　　　　刘永兵（新疆医科大学职业技术学院）

　　　　张立峰（大庆医学高等专科学校）

　　　　周裕婧（重庆医药高等专科学校）

　　　　袁海华（常州卫生高等职业技术学校）

　　　　黄　毅（重庆医药高等专科学校）

U0319906

Rehabilitation Nursing

江苏科学技术出版社

出版说明

为服务于我国高职高专教育医药卫生类护理学专业高素质技能型人才的培养，充分体现《国家中长期教育改革和发展规划纲要（2010~2020）》的精神，落实"十二五"期间高职高专医药卫生类教育的相关政策，适应现代社会对护理人才岗位能力和职业素质的需要，遵照卫生部新的执业资格考试大纲修订的要求，推动各院校课程改革的深入进行，凤凰出版传媒集团江苏科学技术出版社作为长期从事教育出版的国家一级出版社，在"十一五"期间推出一系列卫生职业教育教材的基础上，于2011年9月组织全国60多家高职高专护理院校开发了这套高职高专教育护理学专业课程改革"十二五"规划教材。

该套教材包括基础课程、专业课程和公共课程30种，配套教材8种。其编写特点如下：

1. 遵循教材编写的"三基"、"五性"、"三特定"的原则，在保证内容科学性的前提下，注重全国范围的代表性和适用性。

2. 充分吸收和借鉴了国内外有关护理学专业的最新研究成果和国内不同版本教材的精华，摒弃了传统空洞不实的研究性知识，做到了基础课程与专业课程紧密结合，临床课程与工作实践无缝链接，充分体现行业标准、规范和程序，将培养高素质技能型人才的宗旨落到实处。

3. 教材将内容分为基础模块、实践模块和选修模块三大部分，切合了国家护师执业资格考试大纲的要求。基础模块是学生必须掌握的部分，实践模块的安排体现了以学生为主体的现代教学理念，选修模块为学生提供了个性化的选择空间。

4. 注重整套教材的系统性和整体性，力求突出专业特色，减少学科交叉，避免了相应学科间出现内容重复甚至表述不一致的情况。

5. 各科均根据学校的实际教学时数编写，精炼文字，压缩篇幅，利于学生对重要知识点的掌握。

6. 在不增加学生负担的前提下，根据学科需要，部分教材采用彩色印刷，以提高教材的成书品质和内容的可读性。

7. 根据教学需要，部分课程设有配套教材。

这套教材的编写出版,得到了广大高职高专护理院校的大力支持,作者均来自各学科教学一线,具有丰富的临床、教学、科研和写作经验。本套教材的出版，必将对我国高职高专护理学的教学改革和人才培养起到积极的推动作用。

全国高职高专教育医药卫生类专业课程改革"十二五"规划教材

供护理学、临床医学、口腔医学、医学检验技术、
医学影像技术、康复治疗技术、助产等专业用

《病理学与病理生理学》	吴义春 主编	《老年护理学》	曹美玲 潘红宁 主编
《护理药理学》	张 庆 主编	《康复护理学》	黄 毅 主编
《病原生物与免疫学》	杨朝晔 夏和先 主编	《社区护理学》	金 叶 主编
《生物化学》	王清路 主编	《中医护理学》	温茂兴 李 莉 主编
《医用化学》	刘丽艳 主编	《精神科护理学》	雷 慧 主编
《人体解剖学与组织胚胎学》	朱世柱 陈光忠 主编	《护理伦理学》	张家忠 主编
		《护理心理学》	赵小玉 主编
《生理学》	袁国权 主编	《营养与膳食》	唐世英 赵 琼 主编
《预防医学基础》	封苏琴 主编	《护理礼仪与人际沟通》	张晓明 主编
《护理学导论》	张连辉 主编	《护理管理学》	李黎明 主编
《基础护理学》	卢人玉 主编	《妇产科护理学实训指导》	马常兰 主编
《健康评估》	李海鹰 鲍翠玉 主编	《基础护理学实训与学习指导》	季 诚 主编
《内科护理学》	沈小平 刘士生 主编	《儿科护理学实训与学习指导》	姚跃英 主编
《外科护理学》	章泾萍 主编	《生物化学实验与学习指导》	刘玉敏 主编
《妇产科护理学》	王巧英 主编	《计算机基础》	张 丹 主编
《儿科护理学》	姚跃英 主编	《大学生心理健康教育》	张曼华 张旺信 主编
《急救护理学》	王明波 主编	《就业指导》	陈国忠 主编
《眼耳鼻喉口腔科护理学》	唐丽玲 主编		

序

为服务于我国高职高专教育医药卫生类专业人才培养，充分体现《国家中长期教育改革和发展规划纲要（2010～2020）》的精神，落实"十二五"期间高职高专医药卫生类教育的相关政策，适应现代社会对医护人才岗位能力和职业素质的需要，遵照卫生部新的执业资格考试大纲修订的要求，推动各院校课程改革的深入进行，凤凰出版传媒集团江苏科学技术出版社作为长期从事教育出版的国家一级出版社，在"十一五"期间推出一系列卫生职业教育教材的基础上，于2011年9月启动了全国高职高专教育护理专业课程改革"十二五"规划教材的全面建设工作，力求编写出一套充分体现高职高专护理学教育特色的教材，以满足教学需要。

2011年11月3日，出版社在南京组织召开了教材建设的专家论证会，会议上有60多所高职高专护理院校的领导及专家参加了研讨。专家们就高职高专护理专业近年来教学改革的成果进行了总结，对护理专业发展现状、课程改革以及教材建设的具体内容进行了广泛论证，并达成了一致意见。大会成立了全国高职高专教育护理专业专家评审委员会，本人很荣幸被推选为该评审委员会的主任委员，也很乐意为这套课程改革教材的开发尽我一份绵薄之力。

目前高职高专护理学专业教材内容选择存在直接从国外引入的理论、理念偏多，与其他相关学科简单重复、模式化的内容偏多，贴近基层实际、务实、有针对性的内容不足，实用性内容偏少等突出问题；对高职学生的学习特点针对性不足，职业学校的学生自学能力、逻辑思维能力不强，对于理论性较强、内容系统性较差、重复偏难的课程容易失去学习兴趣，出现学习困难的比例较高。鉴于此，凤凰出版传媒集团江苏科学技术出版社组织策划，尝试编写了这套适合高职高专护理专业学生特点和学科发展需要的特色课改教材，旨在弥补现有教材的不足。

本套教材的编写秉承"学以致用、知行合一","贴近职业、贴近岗位、贴近学生"的基本原则,以专业培养目标为导向,以职业技能培训为根本,遵循教材的科学性、思想性,同时体现实用性、可读性和创新性的精神,满足学科、教学和社会的需求,以体现高职高专教育的特色。在编写思路上,突出以人为本的教学理念和护理专业的服务理念,注重将理论知识和临床实践、专业学习与执业资格考试紧密结合,在突出专业理论与技能教学的同时,注重学生人文素质的培养,使学校在教学中自觉融入人文关怀的情境,以培养学生良好的综合素质。

本套教材在编写内容的选择上,注意吸收和借鉴国内外有关护理学专业的最新研究成果和国内不同版本教材的精华,并做了大胆创新改革。努力使基础课程与专业课程紧密结合,摒弃了传统空洞不实的研究性知识,通过增加选修内容使学生具有个性化的选择空间;临床课程与工作实践实现无缝链接,充分体现行业标准、规范和程序,在实践环节及实习中为学生提供一个展示自己的平台,提高学生日后的执业能力。这是一种有意义的改革尝试,使同学们的学习更有针对性,也方便学生自学,以培养自学能力。本套教材在编写模式上有其创新之处,将教材内容分为基础模块、实践模块和选修模块三大部分。基础模块是学生必须掌握的部分,实践模块的安排体现了以学生为主体的现代教学理念,选修模块为学生提供了个性化的选择空间,这也充分切合了国家护师执业资格考试大纲的要求。另外,整套教材还特别注重系统性和整体性,力求突出专业特色,减少学科交叉,避免了相应学科间出现内容重复甚至表述不一致的情况。

本套课改教材是几百位专家和教学一线老师辛勤劳动的智慧结晶,我阅览了本套教材的部分内容,作者充分考虑了高职高专技能型人才培养的特点,将护理理论知识和护理操作技能很自然地融于教材之中。在全国范围内组织出版这么一套适合高职高专护理学生使用的课改教材实属不易,这里也融入了江苏科学技术出版社编辑们的大量心血,他们工作非常认真负责,同时在教材编写过程中也多次与我沟通交流,我为他们工作认真负责的态度所感动。

我很乐意为本套护理专业课改教材作序,并向设有高职高专护理专业的学校推荐这套教材,相信这是一套非常贴近于当前我国护理教学改革需要的实用性教材。本套教材的使用,对促进学校教学质量的提高和在校生执考通过率的提升都将会有较大的帮助。

教育部高职高专相关医学类专业教学指导委员会副主任委员

上海医药高等专科学校校长

 教授

前　　言

康复护理学是护理学的一个重要分支，是建立在基础护理学、临床护理学和人文社会科学基础上的一门新兴学科，是护理学知识体系的重要组成部分。

本教材以康复护理基本技术为重点，紧紧围绕临床常见疾病康复护理及康复问题的解决进行编写，注重实用性及操作性。全书共分五章，包括康复医学和护理学概述、康复护理评定、康复护理治疗技术、康复护理基本技术及常见疾病的康复护理。为了培养学生的动手操作能力，突出课程的实践操作性，本书另编有配套教材《康复护理学实训与学习指导》。本教材适用于高职高专护理、社区护理和助产等专业使用，也可供康复护理工作者、临床护理工作者阅读参考。

在教材形式上，为了提高学生的学习兴趣，培养学生临床思维与解决问题的能力，教材每章按四个方面进行编写，即典型案例、分析思考、学习目标、知识链接，并配有大量图片，易学、实用。教师在教学中可结合案例介绍具体内容，使学生真实地感受临床康复护理服务的状况。

为了适应我国高等护理教育发展新形势，在编写过程中，我们遵循"以现代康复为指导，结合康复护理实践的特点，突出康复护理学的特色，注重教材"三基""五性"的编写原则，以培养实用操作能力为主线，在内容上坚持"必需、够用、实用"，注重康复护理基本知识的介绍和操作技能的训练，强调理论与实践相结合，让学生学做相结合，并围绕就业需求，培养具有一定发展潜力及创新精神的"一专多能"的高技能应用型人才。

教材在编写过程中，得到了全国卫生职业教育护理专业教材评审委员会的直接领导和具体指导；得到各参编院校领导、同仁的大力支持和帮助；主审专家、教授在百忙中进行了审阅，并提出了宝贵的意见；得到了重庆医药高等专科学校杨红教授和重庆市第五人民医院徐新献主任医师的热情指导和帮助，对引用的相关文献和插图的作者，在此一并表示诚挚的谢意。

由于编者工作经验和编写水平有限，书中不妥之处在所难免，恳请使用本教材的师生、各位同仁提出宝贵意见，以备再版时修订。

编　者
2012 年 6 月

目　录

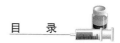

第一章 绪 论

【案例】

病人,男性,66 岁,有高血压病史。以"突发左侧肢体麻木活动不利 3 小时"急诊入院,诊断为脑出血,测血压 170/130 mmHg,即予以脱水、降低颅内压、防治并发症等处理。此时,有医师建议及时给予康复治疗,而主管医师未采纳,认为康复应放在脑卒中后遗症期介入。1 个月后,病人病情好转出院。但病人日常生活活动能力有明显障碍,而转入康复科。康复医师通过查体发现病人左侧肢体肌肉萎缩,上肢呈挎篮状,下肢行走呈划圈步态。康复医师经综合功能评定后认定病人存在肢体、语言功能障碍,手功能恢复错过康复时机,难以恢复到正常功能。针对病人所存在的功能障碍的性质和部位,康复医师制订了功能训练的治疗方案,以期最大程度地恢复病人潜在的能力。

【分析思考】

1. 什么是康复? 临床应何时介入康复?
2. 康复护理的内容有哪些?

第一节 康复医学的基本概念

◉学习目标

掌握:康复、康复医学的基本概念。

熟悉:康复的分类;康复医学的范围、对象、工作内容、工作方式、特点及基本原则。

了解:康复医学与临床医学的区别、康复医学服务方式。

一、康复

(一)康复的定义

康复(rehabilitation)是指重新得到能力或适应社会正常生活。

20 世纪 90 年代世界卫生组织(WHO)将康复定义为:"康复是指综合、协调地应用医学、社会、教育、职业等措施,预防或减轻病、伤、残者身心和社会功能障碍,以达到和保持生理、感官、智力精神和社会功能的最佳水平,从而提高生活自理能力重返社会。"

(二)康复的对象和分类

1. 康复的对象 主要是残疾人以及有各种功能障碍的慢性病病人、老年病人。康复的对象是一个整体的人,而不是某个单一的功能。

2. 康复的分类

(1)医疗康复 是指应用各种医疗手段促进康复,包括药物、手术、物理等一切治疗方法。医疗康复是全面康复的基础和前提。

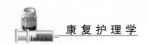

（2）教育康复　是指通过各种教育与训练的手段使病、伤、残者受到应有的教育。教育康复包括两种形式：首先是对残疾者实施系统教育，如专门学校（盲人、聋哑人）、特教班；其次是在医疗、职业和社会康复领域也采取一些教育训练手段，如提供卫生保健与生活方面有关的科普知识。

（3）职业康复　主要促进病、伤、残者专门的技能培训，取得职业机会。职业康复包含职业评定、职业咨询、职业培训、就业后的随访等 4 个方面的内容，是残疾者自立于社会的根本途径。

（4）社会康复　主要研究和协助解决残疾者重返社会时遇到的社会问题，使之能够有机会参与社会生活，如建立无障碍设施、社会福利、改善经济环境、制定有关法律法规等。

以上 4 方面内容构成了全面康复。

（三）康复的措施、目的及内容

1. 康复的措施　包括所有能消除或减轻身心功能障碍的措施，以及其他有利于教育康复、职业康复和社会康复的措施。

2. 康复的目的　实现全面康复，提高残疾人的生活素质，恢复独立生活、学习和工作的能力，使残疾人能在家庭和社会中过有意义的生活。

3. 康复的内容　提供康复医疗、训练和专业化康复服务。

二、康复医学

（一）康复医学的定义

康复医学（rehabilitation medicine）是医学的一个重要分支。康复是一门有关促进残疾人及病人康复的医学学科。康复医学是指对有关功能障碍的预防、诊断和评估，以及治疗训练和利用器械工具辅助，以达到功能的恢复、改善、代偿、代替或适应。

（二）康复医学的对象和范围

康复医学的对象主要是各类残疾人、慢性疾病和老龄所致的功能障碍者，其次是一些急性伤病以及手术前后的病人。工作内容在于研究残疾的预防、发生和本质，残疾可能带来的影响及其对策。由于功能障碍可以是潜在的或现存的、可逆的或不可逆的，可以是在疾病之前出现、与疾病并存或疾病的后遗症，所以康复医学实际上涉及临床各个学科，综合临床各科的知识，尤其是物理医学和运动医学的内容。

（三）康复医学工作的主要内容

康复医学工作的主要内容包括康复预防、康复评定和康复治疗 3 个部分。

1. 康复预防　是康复工作的重要内容，即预防残疾的发生，保护病人身体功能和各种能力，可分 3 个层次进行。

（1）一级预防　又称初级预防或病因预防，即首先找出各种致残的危险因素，再去采取预防措施。一级预防包括：①预防接种，预防小儿麻痹、流行性脑脊髓膜炎、流行性乙型脑炎等；②优生优育，预防遗传病、药物致残等；③健康安全教育，预防交通、日常事故，提倡戒烟限酒、合理膳食、适当运动、心理平衡、预防慢性病和老年病等；④婚前检查、产前诊断及围生期保健。一级预防是最重要且最积极的防残措施。

（2）二级预防　即早发现、早诊断、早治疗、早康复，在残疾形成和发展过程中限制或逆转由损伤造成的活动受限，特别是要积极治疗可能致残的疾病，如原发性高血压、脑卒中、糖尿病等。

（3）三级预防　即积极康复及防止残疾向残障转变的重要措施。

2. 康复评定　是康复治疗的基础和依据,康复治疗始于评定,止于评定,因此康复评定至少应在治疗前、治疗中和治疗后各进行一次。康复评定主要包括躯体、精神、语言和社会的功能。康复评定不是寻找疾病的病因和诊断,而是客观、准确地检查病人功能障碍的原因、性质、部位、范围、严重程度,并对其发展趋势、预后和转归进行评定。

3. 康复治疗　是各种康复治疗技术应用的过程,包括以下内容:

（1）物理治疗（physical therapy,PT）　包括物理疗法、体育疗法、运动疗法。它是康复治疗中应用最广泛和最主要的方法。

（2）作业治疗（occupational therapy,OT）　包括功能训练、心理治疗、职业训练及日常生活训练方面的作业疗法,目的是使病人能适应个人生活、家庭生活及社会生活的环境,以缓解症状和改善功能的一种治疗方法,如泥塑、制陶、编织等。

（3）言语治疗（speech therapy,ST）　对失语、构音障碍及听觉障碍的病人进行训练,以改善语言沟通能力。

（4）心理治疗　对有心理、精神、情绪障碍的病人,进行个别或集体的心理治疗。

（5）康复工程（rehabilitation engineering）　利用假肢与矫形器、轮椅与助行器、自助器具、无障碍设施等,以补偿生活能力和感官的缺陷。

（6）中国传统康复治疗　如推拿、按摩、针灸、气功、食疗等促进康复。

（7）康复护理　如体位摆放、心理支持、肠道护理、辅助器械的使用指导等,促进病人康复,预防继发性残疾。

（8）文娱治疗　组织病人参加旅游及文娱活动等,调整其心理状态,使之从心理上更接近社会。

（9）就业咨询　根据病人身体状况、特长,对其就业潜力进行分析,对于适宜病人的工作给其提出建议,并进行就业前的培训。

（四）康复医学的工作方式

康复医学的工作方式是在康复医师领导下的团队工作方式,通过对病人进行康复评定,确定治疗目标,提出具体治疗方案(图1-1)。

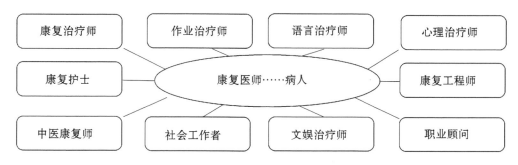

图1-1　康复治疗团队示意图

（五）康复医学的特点与基本原则

1. 康复医学的特点　康复医学以提高功能障碍者或残疾人功能和生活质量为目的。康复医学与保健医学、预防医学和临床医学共同组成全面医学,是一个全新的医学领域。

2. 康复医学的基本原则

（1）早期同步　早期发现、早期预防、早期诊断和早期治疗。

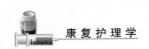

（2）功能训练　康复工作的现实目标是恢复人体的功能活动,所以需要进行多种方式的功能训练。

（3）持之以恒　以功能锻炼为核心的康复治疗需要持续一定的时间才能获得显著效应,停止治疗后治疗效应会逐步消退,所以康复治疗需要长期持续,甚至维持终生。

（4）主动参与　调动病人训练的积极性,可以减少并发症的发生。运动时病人的主观能动性或主动参与是运动疗法的关键。

（5）全面康复　是指躯体上、精神上、职业上和社会上的整体康复。

（6）团队协作　康复护士要与康复治疗组其他成员密切联系,及时沟通,解决问题。这是取得良好效果的关键。

（7）重返社会　通过功能改善及环境条件改变而回归社会,以促使康复对象参与社会生活,履行社会职责,分享社会福利。

（六）康复医学与临床医学的关系

康复医学定位为临床医学范畴,但它与临床医学不同,其关系如表1-1。

表1-1　康复医学与临床医学的关系

项目	康复医学	临床医学
研究范围	以功能障碍为中心	以疾病为中心
对象	有功能障碍的病人	各类病人
治疗目的	预防继发性残损,解决病人的功能障碍和功能重建	疾病诊断和系统功能,消除病因,逆转疾病病理生理过程
病人作用	主动者	被动者
治疗方法	非药物治疗,主动参与功能训练	药物和手术为主
工作模式	团队模式	专业化分工模式、个别进行

由表1-1可知康复医学不以疾病为中心,不以器官为目标,而是以功能为基础,面向各类功能障碍病人。

（七）康复医学的服务方式

WHO提出有关康复医学的服务方式有下列3种:

1. 医疗机构康复服务　即在康复医院、大型的康复中心、综合性院内的康复科（部）、康复门诊、专科康复门诊,要求有经过正规培训的康复各类人员在门诊或病房能够为病、伤、残者进行康复服务。

（1）优点　各类专业人员、设备齐全,能解决较复杂的康复医学问题。

（2）缺点　费用高,病人必须来医院或住院才能接受服务。

2. 上门康复服务　康复医疗机构专科人员走出医院,到病、伤、残者家中或社区为其进行康复服务,如综合性医院的家庭康复病房的工作方式。其缺点是与康复机构的康复相比,上门康复服务的内容较为局限。

3. 社区康复服务　又称基层康复,是指在社区的范围内,依靠社区行政领导和群众组织,以社区的人力、物力、技术资源在社区内为本社区病、伤、残者提供全面康复服务。其优点是服务面广、实用易行、方便快捷、费用低,有利于残疾人回归家庭和社会。

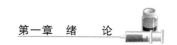

第二节 康复医学的发展简史

◎学习目标

熟悉:康复医学迅速发展的原因。

了解:康复医学的发展简史。

一、康复医学的发展简况

现代康复医学形成于第二次世界大战之后,以残疾人为主要服务对象。20 世纪 80 年代初我国引进现代康复医学,在政府和社会的重视下,现代康复医学得到了迅速发展。

1989 年卫生部规定二级以上医院必须建立康复医学科,属于临床科室。各地建立了康复中心或康复医院,许多医学院校开设了康复医学课程,2002 年 8 月我国提出到 2015 年,实现残疾人"人人享有康复服务"的总体目标。

进入 21 世纪,康复医学将会有更大的发展。康复医学作为一门独立的学科,在医学体系中的作用和地位也将显得更加突出和重要。科学的进步,尤其是生命科学和生物医学的发展,必将加速康复医学发展的进程。

二、康复医学迅速发展的原因

康复医学迅速发展的主要原因是社会和病人的迫切需要,经济发展的必然结果,应对巨大自然灾害和战争以及医学进步的需要。具体原因如下:

1. 疾病谱变化 当今医疗技术的发展,各种传染病已基本控制,疾病的病死率降低,但是慢性病、致残性疾病的病人相对增加。他们的功能恢复和生活质量的提高,主要依赖于康复医学。

2. 人口老龄化 随着科学进步、社会发展,人口平均寿命延长,老年病人明显增多。由于身体功能障碍与年龄老化成正比,因此老年病增加,特别是致残性疾病发病率高。

3. 机械化程度提高 经济与社会的发展,使得工业与交通业发展迅速、环境污染加重,因而外伤和车祸所致的残疾也显著上升,职业病、中毒等也增多。

4. 文体活动蓬勃开展 特别是杂技、体操、摔跤、拳击、赛车等危险性大的文体活动,常会导致受伤致残。

5. 为应付重大自然灾害做准备 目前人类还不能完全控制自然灾害和战争,伤残严重,因此必须重视康复医学的发展。

第三节 康复护理学

◎学习目标

掌握:康复护理的定义、内容、对象、特点、原则和目标。

熟悉:社区康复护理的概念、意义、目标、内容和特点。

了解:康复护理与临床护理的区别、康复护理的发展简史。

一、康复护理的发展简况

康复护理是康复医学的重要组成部分,是为了适应康复治疗的需要,从基础护理中发展起来

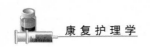

的一门专科护理技术。1987年6月11～15日,在北京召开了由中国残疾人福利基金会康复协会举办的"康复护理研究会"成立大会,聘请林菊英为名誉理事长,蔡藕珍任理事长,大会进行了康复护理方面的学术交流。1997年中国康复护理学会成立,标志着我国康复护理学已发展成为独立的学科,康复护理事业登上了一个新的台阶。

二、康复护理的基本概念

（一）康复护理的定义

康复护理是在总的康复医疗计划实施过程中,为达到躯体、精神、社会和职业的全面康复的目的,紧密配合康复医师和其他康复专业人员,对康复对象进行除基础护理以外的功能促进护理,使病人达到最大程度的康复并重返社会。

（二）康复护理的内容

1. 观察和记录　观察病人的病情并做好记录。

2. 预防并发症　预防并发症以及避免二次残疾等所采取的各种护理措施和技能。

3. 运用功能训练技术　学习和掌握各有关功能训练技术,将训练内容应用到日常生活中,促进和提高病人的生活质量。

4. 提高病人自理能力　帮助和指导病人掌握生活自理能力,训练病人进行"自我护理"。

5. 心理护理　做好心理护理。

6. 时期不同,护理重点不同　根据不同时期康复护理的重点,提供相应的护理技术及措施。

7. 环境和活动　为病、伤、残者的身体和精神健康创造良好环境及有益活动。

康复护理的具体内容可参见表1-2。

表1-2　康复护理的内容

阶段	主要护理内容
急性期、早期	评估病人的残疾情况和积极实施急救护理措施 预防感染、压疮、痉挛、畸形、萎缩 在急救中避免并发症或二次残疾的发生
功能恢复期	潜在能力的激发 残余功能的保持和强化 日常生活活动能力（ADL）的再训练和评估 康复辅助用具的使用指导 预防并发症和继发性损害的处理 心理康复的支持 安全的保障 健康自我管理能力和康复知识的培训

三、康复护理的对象和特点

1. 对象　康复护理的对象主要是指残疾人、慢性病病人和老年病人的功能障碍,其次是急性期及手术前后的病人。

2. 特点

（1）自我护理　变"替代护理"为"自我护理"。

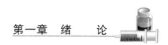

（2）康复治疗在病房的延续 "功能训练及评估"贯穿于康复护理的始终。

（3）长期性和延伸性 护士不仅要关心病人住院期间的护理,同时还要重视其出院后回归家庭或社会后的护理,并给予其指导和协助。

四、康复护理的目的

1. 全程参与病人的康复工作 ①为康复计划的实施奠定基础;②辅助病人进行 ADL 训练;③督促与观察康复训练效果。

2. 强调心理反应的变化 最大程度地减轻病人痛苦,促进功能康复。

3. 防止二次损伤 ①使病人尽量减少继发性功能障碍;②使残余的功能和能力得到维持和强化,最大程度地恢复生活自理能力。

康复护理的最终目的是使残疾人(或病人)的残存功能和能力得到恢复,重建病人的身心平衡,提高病人的生活自理能力和生活质量,最终回归社会。

五、康复护理的原则

1. 早期同步 即早期预防、早期介入,与临床护理同步进行。康复护理的重点放在急性期和恢复早期,这是功能保持和恢复的关键。

2. 贯穿始终 功能训练应预防在先,并贯穿于护理的始终;早期的功能训练,可预防某些疾病的发生与发展及继发性残疾;后期的功能训练可最大程度地保存和恢复机体的功能。

3. 主动参与 注重功能,鼓励病人独立完成日常活动,主动参与将"替代护理"过渡到"促进护理"和"自我护理"。因此,病人的主动参与是运动疗法的关键。

4. 全面康复 运用康复护理方法,从身体、心理、职业以及社会各方面,有效地进行各种功能训练,实现全面康复的目标。

5. 注重实用 运用各种康复护理方法将功能训练与日常生活活动相结合,以促进病人提高生活自理能力和适应生活环境的能力。

六、康复护理的目标

1. 急性期护理目标 ①配合康复治疗需要,积极实施急救护理措施,保证生命安全。②在急救中避免并发症或二次残疾的发生。

2. 康复期护理目标

（1）心理康复 稳定情绪,发现心理问题及时采取护理措施以保证安全,使病人恢复治疗的信心。

（2）残存功能的发挥 残存功能的保持、发挥以及代偿性功能的训练。如注意病人的姿势、位置、身体各关节运动范围的维持。

（3）自立观点的建立 指导康复对象在身体残障条件下,建立日常生活自立和健康自我管理的观点,训练自己学习自我照顾日常生活。

七、康复护理与临床护理的区别

康复护理与临床护理虽然在基础护理、病情观察和执行医嘱上具有相同点,都是护理学的重要组成部分,但康复护理和临床护理是护理学的两个分支,在以下几个方面存在着显著的区别（见表1-3）:

1. 护理对象 康复护理的对象主要是残疾人、慢性病和年老体弱引起的功能障碍者,针对的是有功能障碍的人。而临床护理的对象则指病人。

2. 护理目的　康复护理既要针对病因治疗、护理原发病,消除致病因素,又必须了解病人的功能障碍的部位、性质、程度等。针对功能障碍,设计护理方案,使病人最大程度地恢复功能,重返社会。临床护理主要是针对病因治疗、护理原发病,消除致病因素,增进和恢复健康。

3. 护理模式　康复护理是"自我护理、主动参与"的模式,强调病人主动参与功能训练和完成日常生活活动。而临床护理是一种"替代护理"模式,即病人一般是被动接受各项护理措施。

4. 临床护理工作　不同病人残疾程度、恢复速度不同,其住院时间长短也不同,康复护理要随时了解病人功能情况、康复治疗计划及康复训练过程,同时记录功能变化程度以及病人存在的问题,因此出院后也要及时协调病人、医师和治疗师之间的关系,保持联系,避免病人出现继发性残疾。但临床护理工作是伴随着病人出院而结束。

表1-3　康复护理与临床护理的区别

项目	康复护理学	临床护理学
护理对象	各种功能障碍者	各系统疾病病人
护理目的	减少功能障碍,进行功能训练	恢复健康和逆转病情
护士作用	教师和促进者	行动者和知情者
病人作用	主动参与者	被动接受者
护理重点	以恢复功能为主	抢救生命和治疗疾病
护理手段	康复护理技术	临床护理技术
护理方法	自我护理和主动参与	被动接受各项护理措施

八、社区康复护理

1. 社区康复护理的概念　社区康复护理是护理人员将现代整体护理融入社区康复,在康复治疗师的指导下,依靠社区内各种力量,对社区内的伤、病、残者进行基础护理和各种专门的功能训练,帮助病人恢复生理功能和生活能力,减少残疾,实现残疾人的全面康复和回归社会。

2. 社区康复护理的意义　①便于散居在城乡的病、伤、残者就地得到综合康复效果。②便于出院后病人在社区巩固康复治疗。③便于病人与周围人群接触,建立良好的人际关系,以达到最终能够参与社会生活的目的。

3. 社区康复护理的目标　①做到以人群为焦点的康复护理;②做到以个案为基点的康复护理;③立足于人群保健的康复护理;④注重预防残疾或意外伤害的康复护理;⑤实施管理与组织的康复护理;⑥建立生活自理性的康复护理;⑦实现以提高生存质量为目标的康复护理。

4. 社区康复护理工作的内容　①普查和了解社区内残疾人的基本情况。②预防继发性残疾的发生。③开展家庭康复训练,重点加强 ADL 训练。④恢复和改善存在的功能障碍。⑤广泛进行宣传教育,对家庭、社区进行协调工作,改善社区康复环境。

5. 社区康复护理的特点　社区康复护理就是利用社区的人力、物力及技术资源,以社区和家庭为场所,向社区内的病伤残者提供康复护理服务,其主要特点如下:

(1)对象　主要是功能障碍者、残疾人、老年人、慢性病病人。

(2)主要任务　对病伤残者进行基础护理的同时进行康复治疗训练及健康、功能恢复的教育和指导。

(3)主要服务场所　是病、伤、残者的家庭住所、老人院、社区卫生服务中心或社区卫生服务站。

（4）提供全面的康复护理　利用康复护理技术,进行躯体、精神、教育、职业、社会生活等方面的康复护理。

（5）其他　①节省就医成本,降低治疗费用、社会受益面大、康复技术通俗易掌握等。②可减少病人到医院就诊次数、减少院内感染机会,预防交叉感染。

第四节　长期卧床或制动对机体的不良影响及康复对策

◎学习目标

　　掌握:失用综合征的概念;长期卧床或制动对机体的不良影响及康复措施。

对于严重疾病和损伤病人,制动或卧床是保证度过伤病危重期的必要措施,可以促进愈合,防止身体二次损伤,增加新的功能障碍。制动(immobilization)指人体局部或者全身保持固定或限制活动,是临床医学和康复医学最常用的保护性治疗措施,制动的形式有局部固定、卧床和瘫痪。但制动本身同时具有负面效应,其不仅影响疾病的康复过程,而且会增加合并症,影响临床治疗。"有病均应休息"是临床上十分常见的认识误区。长期卧床或制动也是引起失用综合征最常见的原因。失用综合征是指病人因长期卧床不活动或活动量不足,而使全身或局部的生理功能衰退,出现关节挛缩、肺部感染、压疮、便秘、肌肉萎缩、肺功能下降等继发障碍。

长期卧床或制动对机体产生的具体不良影响及康复措施详述如下:

一、肌肉骨骼系统

1. 影响　①肌肉萎缩无力,肌力和耐力下降,肌血管密度下降,肌代谢障碍。②骨质疏松,骨钙负平衡,骨矿物质密度降低。③关节挛缩,退行性关节病。

2. 康复措施　①增加关节活动的练习,如足推足板(锻炼股四头肌)、平卧举腿运动(锻炼腹肌、股四头肌)、俯卧撑(锻炼肱三头肌、手臂和肩部肌肉)。②避免或减轻骨质疏松,给病人骨骼主动负重,病人多主动运动或在平行杆间站立、行走,强迫饮水以利于尿钙排出。③增加病人肌力与肌容量,进行肢体被动运动、针灸、推拿,防止关节挛缩;利用等张运动、等长运动和渐进性阻力运动,预防或延缓失用性骨质疏松和钙的丢失。④维持身体各部位正常体位,防止姿势畸形,如用垂足板预防足下垂。

二、心血管系统

1. 影响　①体位性低血压,又称直立性低血压,是由于体位的改变,如从平卧位突然转为直立,或长时间站立发生的脑供血不足引起的低血压。②长期卧床由于躯体情况的变化,基础心率增加,心脏储备减少,心功能减退。③易产生静脉血栓,其发生率与卧床时间长短有关。静脉血栓形成的主要原因包括静脉回流差和血液黏稠度增加。④制动 $1\sim2$ 小时血容量迅速减少,这是短时间卧床造成的最明显的心血管改变。血容量的减少对心肌梗死病人非常不利。

2. 康复措施　①早期活动,经常翻身,避免长时间卧床。给卧床病人经常按摩揉搓腿部,促进血液的回流。②对不能自主活动的病人,进行被动或助力性关节全范围活动。急性期可进行小量的小关节被动运动。恢复期及早离床活动或做保健操以预防心功能减退,防止体位性低血压。③各种形式的腿部加压,如小腿外间歇施压、小腿用弹力绷带、主动运动等。④进行腹肌和下肢肌肉的收缩,可防止体位性低血压。

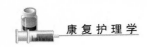

三、代谢与内分泌系统

制动所引起的代谢和内分泌系统的变化较迟缓,有时甚至在恢复过程才表现出来。恢复活动之后这些改变的恢复也慢。

1. 影响　①负氮平衡,由于制动期间抗利尿激素的抑制产生多尿,而食欲缺乏造成蛋白质摄入减少,可以加剧体重降低。②负钙平衡,不活动造成尿氮和尿钙排出明显增加。③糖耐量异常,因缺乏运动导致胰岛素的利用障碍。④高钙血症,因血清甲状腺素和甲状旁腺素增高或不稳定而致。⑤水电解质改变,血胆固醇增高、高密度脂蛋白胆固醇降低。

2. 康复措施　①补充食物,保持蛋白质的平衡。②多做被动或主动运动,即腿部大肌群的等张运动。③多饮水,少量多餐,促进食欲。

四、泌尿生殖系统

1. 影响　①多尿。②高钙尿症和高磷血症,导致肾结石和膀胱结石、继发尿潴留和泌尿系统感染。③尿钠和钾排泄增加。

2. 康复措施　①鼓励病人多饮水,多吃酸性食物。②多翻身,做肢体运动和站立,避免尿潴留。③预防泌尿系统感染和结石,在使用膀胱导尿管时避免器械污染。

五、呼吸系统

1. 影响　①沉积于下部支气管则易形成呼吸道感染,发生坠积性肺炎。②肺通气功能减退。

2. 康复措施　①卧床早期通过被动运动或主动活动、呼吸训练、体位转换等,预防肺部感染、防止肺功能减退。②定时翻身,鼓励咳嗽。③做呼吸体操,同时使用胸式和腹式呼吸。④进行体位引流,在适当的体位下进行拍打和震颤等手法治疗。

六、消化系统

1. 影响　①食欲缺乏,导致营养性低蛋白血症。②便秘,由于肠道活动相对抑制,加上血浆容量降低和相对脱水所致。

2. 康复措施　①进行饮食宣教。②养成规律排便的习惯。③增强腹肌训练,做仰卧起坐,平卧举腿再慢慢放下的运动。

七、皮肤

1. 影响　发生压疮。

2. 康复措施　①经常变换体位。②保持皮肤清洁。③适当营养。④必要时使用减压褥垫、椅垫。

八、神经系统

1. 影响　引起中枢神经和精神系统障碍,主要为感觉减退、认知障碍、心理障碍以及智力减退。

2. 康复措施　①增强主动运动与被动运动。②保持正常的睡眠醒觉周期。③经常做定向练习。④多与病人交流,鼓励病人参加文娱活动,增强病人社会交往能力和自信心。

（黄　毅）

第二章 康复护理评定

【案例】

病人,女性,42岁,家庭主妇。搬东西时被砸伤,出现膝关节疼痛、肿胀,十字韧带损伤,病人不能取重物,上下楼梯困难,上街购物等由家人代替。康复医师针对病人的情况制订了康复治疗方案,包括理疗、服用止痛药、关节活动度的训练等,经过一段时间治疗后症状有所缓解。

【分析思考】

1. 康复医师根据什么来制订治疗方案?如何检验治疗后的效果?
2. 什么是功能评定?与临床诊断相同吗?有什么意义?如何做?

第一节 概 述

◉学习目标

掌握:康复护理评定的概念、目的、内容、流程和注意事项。

熟悉:康复护理评定的方法。

一、康复护理评定的定义

康复护理评定是指收集、量化、分析康复护理对象(个人、家庭、社会)的有关资料,并与正常标准进行对照,提出护理问题,为康复护理措施提供依据的过程。

二、康复护理评定的目的

1. 明确康复护理问题 对病人的躯体功能、日常生活活动能力、心理需求、家庭状况、社会环境等资料进行收集、分析,提出其现存的和潜在的护理问题。

2. 确定功能受损水平 对病人的身体功能及残存能力进行量化分析,判定器官及全身功能状态。

3. 提供康复护理方案的依据 分析病人功能障碍程度与正常标准的差别,为制订和修改康复治疗、护理方案提供依据。

4. 提供判定护理效果的客观指标 将病人入院时的评估指标与经过康复治疗护理后的评估指标进行对照,以判定是否实现康复护理目标,是否达到预定的护理效果。

5. 提供残疾等级的划分标准 了解残疾的程度,判定残疾的等级,并为制订病人回归社会的目标提供依据。

三、康复护理评定的流程与内容

1. 康复护理评定的流程 根据康复护理评定的时期及目的的不同分为初期评定、中期评定、末期评定和社区评定。康复护理评定属于护士独立职责范围内的,护士可单独评定;某些合作性

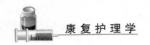

的评定内容,则需与相关治疗师如言语治疗师、心理治疗师等共同完成。康复护理评定的过程要贯彻整体观,入院时即着手收集病人有关躯体功能、心理状态、情绪反应、社会文化、经济状况及康复要求等方面的资料,在此基础上整理分析资料,确定病人存在的和潜在的康复问题,设定康复护理的近期和远期目标,最后根据不同的预期目标制订相应的康复护理措施。然而,康复护理评定是一个连续的过程,贯穿于康复护理工作的始终和护理程序的全过程,护士应随时收集病人康复过程中的康复反应和病情变化的资料,以便及时发现问题,确定诊断,修改和补充康复计划,直至病人出院或护理照顾结束时才停止。

2. 康复护理评定的内容　康复护理评定的内容很多,通常根据病人的情况由评估者根据自己的专业选择相应的评定内容。

(1)个体评定　评估个体各种功能障碍的性质、程度、范围、康复需求、康复效果及预后等。个体评定主要包括躯体功能、日常生活活动能力、精神心理状态、言语功能等的护理评定。

(2)家庭评定　包括家庭型态、家庭人口组成、家庭结构、家庭功能、家庭环境、家庭资源、家庭主要照顾者的心理状态以及家庭对康复个体的康复期望值等的评定。

(3)社区评定　包括社区地理环境、社区人群、社区社会环境等的评定。

四、康复护理评定的方法

1. 资料收集法

(1)交谈法　是指护士通过与病人、病人家属及相关人员的有目的谈话而获取病人康复所需的基本资料的过程。由交谈可获取病人的主诉、过去史、家族史、心理状态、康复需求、家庭状况、社会情况等方面资料,并向病人介绍康复护理的基本方法、原理和特点,交代配合要求和注意事项,同时可建立良好的护患关系,取得病人的信任,使病人坚定康复信心,积极主动地参与康复护理活动。

(2)观察法　是指护士运用感官、知觉严密而有技巧地收集有关病人情况、想法或感受等资料。护士在护理病人过程中应自始至终持续地进行观察。通过观察,护士可以获得病人生理、心理、精神、社会、文化等多个方面的资料。

(3)体格检查法　是指护士运用望、触、叩、听等手段对病人的生命征及各个系统进行检查而收集资料的方法。护士对病人的身体检查应有别于医师所做的体格检查,护士所做的身体检查应以护理为重点。

(4)查阅法　是指通过查阅病人的门诊病案、住院的医疗病案、各种辅助检查报告单结果等,以获取相关资料的方法。

2. 评估量表法　采用现存的评估量表进行评估,常用评估量表包括各类评分量表、问卷表和调查表。

3. 长期评估法　康复是一个长期的过程,要持续多年以至终生,因此需要长期评估康复护理的效果。长期评估的常用方法有家访、信访、电话访问、复诊等。

4. 循证护理方法　循证护理是指以有价值的、可信的科学研究结果为证据,提出问题,寻找实证,用实证对病人实施最佳的护理。循证护理主要包含以下3个方面:①可利用的最适宜的护理研究依据;②护士的个人技能和临床经验;③病人的实际情况、价值观和愿望。根据以上3个方面内容,制订护理方案。

五、康复护理评定的注意事项

康复护理评定是康复护理工作科学有序地进行的基本依据和根本保证,是康复护理工作的

重要内容,为了做好康复护理评估工作,应注意以下几方面内容:

1. 明确评估目的 根据目的,选择合适的评定内容、手段和方法等。

2. 选择适宜的评定方法 设定任何康复护理评定方法必须满足可信性、有效性、灵敏度和统一性的基本要求。

3. 避免误差 评定的仪器必须处于良好的功能状态,尽可能避免误差。

4. 取得合作 评定前向病人解释和说明目的、配合方法,以消除顾虑。检查时动作熟练、迅速、准确,时间尽量要短,避免引起病人疲劳和厌烦。

5. 准备合适的评定环境 为减少外界干扰,减轻病人心理负担,应维护病人隐私,必要时用屏风遮挡。

6. 综合分析检查结果 对检查结果要结合病史和其他资料全面分析,既要重视生理的、功能的评定,也要重视能力、心理和社会文化等因素的评定。

7. 确保结果客观可靠 一般检查与测量需做 3 次取其平均值,做健侧、患侧对照检查,以求客观、可靠。

第二节 残 疾 评 定

◎学习目标

熟悉:残疾的概念和残疾分类。

了解:残疾的三级预防。

一、概述

残疾是指各种原因造成的身心功能障碍,以致不同程度地丧失正常生活、工作和学习能力的一种状态,表现为身体结构、功能的损害及个体活动受限与参与的局限性。

残疾人是指在精神、生理、人体结构上,某种组织、功能丧失或障碍,全部或部分丧失从事某种活动能力的人。

残疾评定的目的是对残疾的性质、范围、类别及严重程度作出判断,为制订和调整康复治疗方案、评价治疗效果以及提出进一步的康复计划提供依据。

二、残疾的分类

残疾可分为原发性残疾和继发性残疾。原发性残疾是指由各种疾病、损伤或先天性异常而直接导致的功能障碍,如脑卒中后的偏瘫、脊髓损伤后造成的截瘫、心肺疾病导致体力活动能力的下降等。继发性残疾是指各种原发性残疾后引起的并发症所致的功能障碍,如骨折后长期固定引起关节挛缩导致关节活动功能障碍,或脊髓损伤后因长期卧床而造成关节挛缩、肌肉萎缩、压疮等。各类残疾分类在评估时一般以病人的实际能力为准(不包括其所具有的潜在能力)。

(一)国际残损、失能和残障分类

1980 年 WHO 推荐的"国际残损、失能与残障分类"(ICIDH),已被康复医学界普遍采用。它是从器官、个体和社会 3 个层次上反映人体的功能损害程度。此标准根据残疾的性质、程度及对日常生活的影响,把残疾分为残损、失能和残障 3 类(见图 2-1)。

1. 残损 是指由于各种原因造成病人身体结构、外形、器官或系统生理功能以及心理功能的

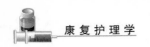

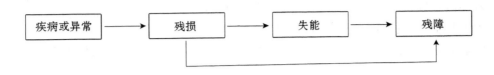

图 2-1 ICIDH 分类

异常,影响个人的正常生活活动,但生活仍可自理。残损是器官或系统水平上的功能障碍,如关节疼痛、共济失调、活动受限等。残损可分为:①智力残损;②心理残损;③语言残损;④听力残损;⑤视力残损;⑥内脏(心、肺、消化器官、生殖器官)残损;⑦骨骼(姿势、体格、运动)残损;⑧畸形;⑨多种综合的残损等。

2. 失能　是指由于残损使能力受限或缺乏,以致不能在正常范围内和以正常方式进行活动。失能是个体水平上的功能障碍。失能可分为:①行为失能;②交流失能;③生活自理失能;④运动失能;⑤身体姿势和活动失能;⑥技能活动失能;⑦环境处理失能;⑧特别技能失能;⑨其他活动失能等。

失能的评定除考虑生理障碍外,还应考虑心理因素和职业因素。如钢琴家失去一只手将失去从事表演的能力,但企业家失去一只手却不大会影响其工作。

3. 残障　是指出于残损或失能而限制或阻碍病人进行正常的社会活动及其对社会的适应能力。残障是社会水平上的功能障碍,又称社会能力障碍。残障可分为:①定向识别残障;②身体自主残障;③行动残障;④就业残障;⑤社会活动残障;⑥经济自立残障;⑦其他残障。

残障的评定除进行器官功能评定、日常生活活动能力评定外,还应进行社会交往和工作能力的评定。如脑卒中病人一侧肌力弱,但能独立行走、生活自理,属于残损;若一侧偏瘫,只能扶杖慢行,上下楼梯、洗澡有困难,属于残疾;若全瘫、卧床不起、个人生活不能自理且不能参加社会活动,属于残障。

残损、失能和残障是分别在器官、个体、社会三个不同水平上的障碍。它们也不是一成不变的,它们之间可以相互转化,残损治疗不当可以加重而成为失能甚至残障,而残障和失能也可以经康复治疗而向较轻的程度转化。残损、失能和残障三者之间没有绝对界限,它们在各自的层次上表现出各自特征、评估方法和治疗途径(表 2-1)。

表 2-1 残损、失能和残障的比较

分类	障碍水平	表现	评定	康复途径	康复方法
残损	器官水平	器官或系统功能严重障碍或丧失	关节活动度、徒手肌力、电诊断等	改善	功能锻炼
失能	个体水平	生活自理能力严重障碍或丧失	ADL 评定	代偿	ADL 训练
残障	社会水平	社交或工作能力严重障碍	社交或工作能力评估	替代	环境改造

(二)国际功能、残疾与健康分类

2001 年,国际上对 ICIDH 有了进一步的理解,并进行了修订,推出了"国际功能、残疾与健康分类"(又称 ICIDH - 2,ICF)。ICF 摒弃贬义和负面的词汇,强调以功能为基础,强调外界环境和内在因素的重要性。该分类从身体、个体和社会三个水平,获取与残疾有关的资料,在残疾评定时,可以用身体功能和结构异常、活动受限和参与受限来表示见图2-2。

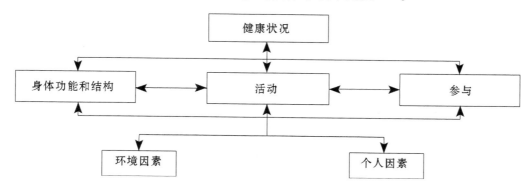

图2-2　ICF分类示意图

1. 身体功能和结构残损　身体功能是指身体系统的生理或心理功能;身体结构是指身体的解剖结构,如器官、肢体及其组成。身体功能和身体结构是2个不同但又平行的部分,如视觉功能与眼结构。结构残损是指身体解剖结构上的缺失或偏差,是在身体各系统的功能和结构水平上评价肢体功能障碍的严重程度,指各种原因导致的身体结构、外形、器官或系统生理功能以及心理功能损害,仅限于器官、系统的功能障碍。身体功能和结构残损包括智力残损、心理残损、言语残损、视力残损、听力残损、内脏器官残损、骨骼残损及畸形等。残损可以是暂时的或永久的,也可以是进行性发展的。这些功能障碍对功能活动、生活和工作效率、质量可能有一定影响,如进食、个人卫生、步行等,但仍能达到日常活动能力自理。

2. 活动或活动受限　活动涉及的是与生活有关的所有个人活动,是一种综合应用身体功能的能力。活动受限是指按正常方式进行的日常活动能力的丧失和工作能力的受限,它是建立在残损的基础上,包括行为、交流、生活自理、运动、身体姿势和活动、技能活动和环境处理等方面的受限。活动受限可以是活动量或活动性质的变化所致,辅助设备的使用和他人辅助可以解除活动受限,但不能解除残损,如一个残损影响正常进食的个体可以通过改变进食方式后完成进食活动。但并非所有的残损都会引起活动受限,如一只眼球摘除的病人,从器官水平上看属于残损,但并未影响到病人的日常生活活动,病人可以根据情况选择适合他的一般性工作。

3. 参与或参与受限　参与是指与个人生活各方面功能有关的社会状况,包括社会对个人功能水平的反应,这种社会反应既可以促进也可以阻碍个体参与各种社会活动,参与是个人健康、素质及其所生存的外在因素之间复杂关系的体现。参与受限是从社会的水平上评价功能障碍的严重程度,指由于残损、活动受限或其他原因导致个体参与社会活动的受限,影响和限制个体在社会上的交往,工作、学习、社交不能独立进行。常见的参与受限包括定向识别(时间、地点、人物)、身体自主、行动、就业、社会活动、经济自主受限。参与和活动的不同在于影响参与的因素是社会水平,影响活动的因素是个体水平。参与受限可以直接由社会环境所致,即使个体无残损或活动受限也会如此,如无症状的乙型肝炎病毒携带者不存在残损或活动受限,但其会受到社会的排斥或工作的限制。

(三)中国残疾人分类标准简介

2011年5月我国颁布实施的《残疾人残疾分类和分级》是国内首个残疾人领域关于残疾种类和等级划分的国家标准。该标准规定了残疾人残疾分类和分级的术语和定义、残疾分类和分级及代码等,适用于残疾人的信息、统计、管理、服务和保障等社会工作,按不同残疾分为视力残疾、

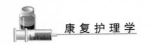

听力残疾、言语残疾、肢体残疾、智力残疾、精神残疾和多重残疾。

1. 视力残疾

（1）定义　由于各种原因导致双眼视力低下并不能矫正或视野缩小，以致影响其正常生活和社会参与。

（2）分级　如表2-2。

表2-2　视力残疾分级

级别	视力、视野	视野
一级	<0.02，视野半径<5°	视野半径<5°
二级	0.02～0.05，视野半径<10°	视野半径<10°
三级	0.05～0.1	－
四级	0.1～0.3	－

2. 听力残疾

（1）定义　由于各种原因导致双耳不同程度的永久性听力障碍，听不到或听不清周围环境声及言语声，以致影响其正常生活和社会参与。

（2）分级　如表2-3。

表2-3　听力残疾分级

级别	平均听力损失［dB（HL）］
一级	≥90
二级	81～89
三级	61～80
四级	41～60

3. 言语残疾

（1）定义　由于各种原因导致的不同程度的言语障碍（病程>2年），不能或难以进行正常的言语交往活动（3岁以下除外）。

（2）分级　如表2-4。

表2-4　言语残疾分级

级别	语音清晰度
一级	≤10%，表达等级<1级
二级	在11%～25%之间，表达等级<2级
三级	在26%～45%之间，表达等级<3级
四级	在46%～65%之间，表达等级<4级

（3）分类　言语残疾包括发声障碍（发音器官水平）、结构性构音障碍（构音器官水平）、运动性构音障碍（神经水平）、失语（中枢水平）、言语发育迟滞（单纯性言语残疾）、听力性言语障碍（继发性言语残疾）、口吃（心因性言语残疾）。

4. 肢体残疾

（1）定义　人体运动系统的结构、功能损伤造成四肢残缺或四肢、躯干麻痹、畸形等而致人体运动功能不同程度的丧失以及活动受限或参与局限。

（2）分级　如表2-5。

表2-5　肢体残疾分级

级别	人体运动功能丧失、活动受限、参与局限的程度
一级	不能独立实现日常生活活动
二级	基本上不能独立实现日常生活活动
三级	能部分独立实现日常生活活动
四级	基本上能独立实现日常生活活动

5. 智力残疾

（1）定义　智力明显低于一般人水平，并伴有适应行为的障碍。

（2）分级　如表2-6。

表2-6　智力残疾分级

级别	发育商（DQ）	智商	WHO残疾评定量表Ⅱ（WHO－DASⅡ）分值
一级	≤25	＜20	≥116
二级	26～39	20～34	106～115
三级	40～54	35～49	96～105
四级	55～75	50～69	52～95

6. 精神残疾

（1）定义　各类精神障碍持续1年以上未痊愈，由于病人的认知、情感和行为障碍，影响其日常生活和社会参与。

（2）分级　如表2-7。

表2-7　精神残疾分级

级别	WHO残疾评定量表Ⅱ（WHO－DASⅡ）分值	适应行为表现
一级	≥116	生活完全不能自理
二级	106～115	生活大部分不能自理
三级	96～105	生活不能完全自理
四级	52～95	生活基本能够自理

7. 多重残疾　同时存在2种或2种以上残疾为多重残疾，以最重者分级标准进行分级。

三、残疾的三级预防

残疾预防分为一级、二级及三级预防。

（一）一级预防

1. 目的　预防致残性伤害和疾病的发生，残疾的一级预防应放在首位。

2. 措施

（1）预防性保健及咨询指导　指导自我预防和群体预防。如婚前检查、遗传咨询、优生优育、预防先天性残疾、预防慢性传染性疾病等。

（2）预防接种　减少和消除急性脊髓灰质炎、麻疹、乙型脑炎等致残性传染病。

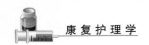

（3）避免引发伤病的危险因素和危险源　如控制致伤致残的生物、物理、化学、机械的危险源,预防多种非感染性伤害。

（4）实行健康的生活方式　如合理营养,适当的运动,限制烟酒,预防心脑血管疾病、糖尿病等。

（5）遵守安全规则和维护安全的环境　遵守交通规则,改善社会安全环境,预防意外伤害。

（6）注意精神卫生　减轻压力,保持心理平衡,预防抑郁、焦虑及精神疾患。

（二）二级预防

1. 目的　限制或逆转由伤病造成的残疾。

2. 措施

（1）早期发现和治疗　如疾病早期筛检,定期健康检查,早期发现高血压、糖尿病、精神障碍等疾病并给予积极治疗。

（2）早期医疗干预　如药物治疗,康复护理,创伤、骨折后、白内障的手术治疗等,以促进疾病的好转,预防残疾的发生。

（3）早期康复治疗　如对伤病病人进行心理辅导、功能训练、体位处理,以促进身心健康,预防并发症,防止功能受限。

（三）三级预防

1. 目的　残疾出现后采取措施,预防残障。

2. 措施

（1）康复治疗　如运动治疗、作业治疗、语言治疗、心理治疗等,改善功能,预防和减轻残疾。

（2）假肢、矫形器、轮椅等应用　以改善功能,预防畸形,提高日常生活活动能力。

（3）支持性医疗和护理　如预防泌尿系统感染、压疮等,改善机体情况和减轻残疾。

（4）康复咨询　提高自我康复能力。

第三节　运动功能评定

◉学习目标

掌握:徒手肌力检查法、肌力分级标准和器械肌力检查法。

熟悉:肌张力评定和关节活动度评定的方法。

了解:步态分析法、平衡协调功能评定方法及肌力检查时的注意事项。

一、肌力评定

肌力是指肌肉收缩的力量。肌力评定是测定受试者在主动运动时肌肉或肌群的力量,以评估肌肉的功能状态。肌力评定对肌肉骨骼系统、神经系统残损,尤其对周围神经系统残损的功能评估十分重要。

（一）肌力评定方法

常用的肌力评定方法有徒手肌力检查和器械肌力检查。

1. 徒手肌力检查　徒手肌力检查（manual muscle testing, MMT）于 1916 年由 K. W. Lovett 提出。检查时,根据受试者肌肉或肌群的功能,让受试者处于不同的受检位置,然后嘱受试者在减重、抗重力或抗阻力的状况下做一定动作,并使动作达到最大的活动范围。根据肌肉活动能力及对抗阻力的情况,按肌力分级标准来评估受检肌肉或肌群的肌力级别。

（1）分级标准 徒手肌力检查通常采用 K. W. Lovett 的 6 级分级法。各级肌力的具体标准见表 2-8。

表 2-8 K. W. Lovett 的肌力分级标准

级别	名称	标准	相当于正常肌力的%
0	零(zero,O)	无可测知的肌肉收缩	0
1	微缩(trace,T)	有轻微收缩,但不能引起关节运动	10
2	差(poor,P)	在减重状态下能做关节全范围运动	25
3	可(fair,F)	能抗重力做关节全范围运动,但不能抗阻力	50
4	良好(good,G)	能抗重力、抗一定阻力运动	75
5	正常(normal,N)	能抗重力、抗充分阻力运动	100

每一级还可以用"＋"和"－"号进一步细分。如测得的肌力比某级稍强时,可在该级的右上角加"＋"号,稍差时则在右上角加"－"号,以补充分级的不足。肌力细分可分为 14 个级别,即 0、1、1$^+$、2$^-$、2、2$^+$、3$^-$、3、3$^+$、4$^-$、4、4$^+$、5$^-$、5。

（2）注意事项 ①检查前,检查病人的被动关节活动度。②采用正确的测试姿势和体位,防止某些肌肉对受试者无力肌肉的替代作用。③固定近侧关节,防止关节代偿运动。④选择适当的测试时间,疲劳时、运动后或饱餐后不宜进行。⑤测试时应左右比较,尤其在 4 级和 5 级肌力难以鉴别时,更应与对侧的对比观察。⑥对肌力达 4 级以上者,抗阻须连续施加,并保持与运动相反的方向。⑦多次重复检查,保证检查的准确性。

2. 器械肌力检查 在肌力较强（>3 级）时,可用专门的器械进行测试。常用的方法有握力测试、捏力测试、背肌力测试、四肢肌群肌力测试等。

（1）握力测试 测试时,适当屈肘,前臂和腕呈中立位,调整好握力计,用力握 2～3 次,取最大值。握力测试反映屈指肌肌力,握力指数 >50 为正常。

$$握力指数 = 握力(kg)/体重(kg)×100$$

（2）捏力测试 拇指与其他手指相对捏压握力计或捏力计,该测试反映拇指对掌肌肌力及屈曲肌肌力,正常值约为握力的 30%。

（3）背肌力测试 测试时,两膝伸直,将把手调至膝盖高度,两手抓住把手,然后伸腰用力上拉。拉力指数正常值男性为 150～200,女性为 100～150。

$$拉力指数 = 拉力(kg)/体重(kg)×100$$

背肌力测试易引起腰痛者症状加重或复发,故不适用于有腰部病变的病人及老年人。

（4）四肢肌群肌力测试 借助于牵引绳和滑轮装置牵拉固定的测力计,可测试四肢各组肌群（如腕、肩、踝的屈伸肌群及肩外展肌群）的肌力。

（5）等速肌力测试 是指某肌群做等速运动时,采用等速测力器,测定并记录分析其各种力学参数。等速肌力测试被认为是肌肉功能评价及肌肉力学特性研究的最佳方式。它应用范围较广,但不能测试手足部肌肉,3 级以下的肌力测试困难。

使用器械检查肌力时,需要注意受试者的疲劳程度。如最大肌力收缩持续时间超过 5 秒,要求检查间隔在 30 秒以上。如观察康复疗效的评估时,一般要求每 2 周 1 次,间隔时间不宜过短。

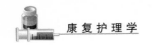

（二）肌力评定禁忌证

1. 绝对禁忌证　关节及周围软组织急性损伤、严重疼痛,骨折错位或未愈合,骨关节不稳定、脱位,手术后(尤其是肌肉、骨骼的手术后)。

2. 相对禁忌证　疼痛、关节活动受限、严重骨质疏松、骨化性肌炎、心血管疾病未稳定。

二、肌张力评定

肌张力是指在肌肉放松状态下被动活动肢体或按压肌肉时所感觉到的阻力。肌张力是维持身体各种姿势以及正常活动的基础。

（一）肌张力分类

1. 正常肌张力　被动活动肢体时,没有阻力突然增高或降低的感觉。

2. 高张力　肌张力增加,高于正常休息状态下的肌张力。

3. 低张力　肌张力降低,低于正常休息状态下的肌张力。

4. 张力障碍　肌张力紊乱,表现为或高或低,无规律地交替出现。

（二）肌张力的分级

临床上常用手法检查,根据肢体进行被动运动时所感受的阻力来进行分级评估的方法。

1. 临床分级　肌张力临床分级是一种定量评估方法,检查者根据被动活动肢体时所感觉到的肢体反应或阻力将其分为 0~4 级(表 2-9)。

表 2-9　肌张力分级

等级	肌张力	标准
0	延髓性麻痹	被动活动肢体无反应
1	低张力	被动活动肢体反应减弱
2	正常张力	被动活动肢体反应正常
3	轻中度高张力	被动活动肢体有阻力反应
4	重度高张力	被动活动肢体有持续性阻力反应

2. 痉挛分级　传统的痉挛分级方法主要是根据痉挛的程度,分为轻度(S)、中度(SS)、重度(SSS)3 个等级,由于这种方法只能大致区分痉挛,比较粗略,目前应用较少。现大多采用修订的 Ashworth 痉挛量表(表 2-10)。

表 2-10　修订的 Ashworth 痉挛量表

标准	痉挛程度	标准
0	无肌痉挛	肌张力不增加,被动活动患侧肢体在整个范围内均无阻力
1	轻微增加	肌张力轻度增加,被动活动患侧肢体有轻微的阻力
2	轻度增加	肌张力轻度增加,被动活动患侧肢体时在前 1/2ROM 中有轻微"卡住"的感觉,后 1/2ROM 中有轻微阻力
3	明显增加	肌张力中度增加,被动活动患侧肢体阻力较大,但仍然较容易活动
4	严重增高	肌张力重度增加,被动活动患侧肢体比较困难
5	僵直	肌张力极度增加,患侧肢体不能被动活动,肢体僵硬于屈曲或伸展位

三、关节活动度评定

关节活动度(range of motion,ROM)是指关节运动时所通过的最大弧度,常以度数表示。因关节活动有主动和被动之分,所以关节活动度也分为主动的和被动的。主动关节活动度是指受试者做肌肉随意收缩时带动相应关节的活动范围;被动关节活动度是指受试者肌肉完全松弛的情况下,由外力作用于关节而发生运动的范围。正常情况下,被动关节活动度较主动关节活动度略大。关节活动度增大或缩小,均为不正常。

关节活动度测试是评估肌肉、骨骼、神经病损的基本步骤,也是评估关节运动功能障碍的重要方法。

（一）测量工具与测量方式

1. 测量工具

（1）量角器

1）通用量角器:量角器由一个半圆规或全圆规加一条固定臂及一条移动臂构成(图2-3)。使用时,首先使身体处于检查要求的适宜体位,使待测关节按待测方向运动到最大幅度,把量角器圆规的中心点准确地放置到代表关节旋转中心的骨性标志点上并加以固定,把固定臂按要求对向另一骨性标志或沿一端肢体的纵轴放置,或处于垂直或水平的标准位置,再把移动臂对向另一端肢体上的骨性标志或与此端肢体纵轴平行放置,然后读出关节所处的角度。通用量角器检查法简单方便,在临床上应用最普遍。

2）方盘量角器:结构为一正方形,正面有圆形刻度的木盘,其中心有一可旋转的指针,后方再加把手构成,指针由于重心在下而始终指向正上方(图2-4)。使用时,使待测关节的一端肢体处于水平位或垂直位;另一端肢体在垂直于地面的平面上做待测方向的运动至最大幅度,以方盘量角器的一条边紧贴运动端肢体,同时使"0"点对向规定方向,即可在刻度上读得关节所处角度。方盘量角器检查法的优点为不用确定骨性标志,操作较方便、迅速,精确度也较高。

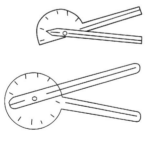

图2-3 通用量角器

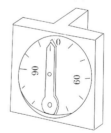

图2-4 方盘量角器

（2）其他工具

1）尺子或带子:用来测量两骨点或某骨点到地面之间的距离,如测量脊柱的前屈、后伸及侧屈。

2）可展性金属线:用来测量肢体、手指的形状。

3）X线、摄像机等。

2. 测量方式 测量方式有180°方式和360°方式两种,临床上主要使用180°方式。使用180°方式时,对所有关节来说,0°是开始位置;对大多数运动来说,解剖位就是开始位,180°是重叠在发生运动的人体一个平面上的半圆。关节的运动轴心就是这个半圆周或运动弧的轴心,所有关节均是在0°开始并向180°方向增加。

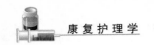

（二）关节活动度评定的注意事项

正常关节活动度可因年龄、性别、职业等因素而异,所提供的各关节活动度的正常值只是平均值的近似值。为使关节活动度的测量值尽量准确,应注意以下几方面内容:① 充分暴露受检关节。② 采取正确的测试姿势体位,防止邻近关节的替代作用,提高检查结果的可靠性。③ 固定好量角器,其轴心应对准关节中心或规定的标志点,关节活动时要防止量角器固定臂移动。④ 通常先测量关节的主动活动范围,后检查被动活动范围。⑤ 应与健侧相应关节测量相比较。⑥ 避免在按摩、运动及其他康复治疗后立即进行检查。⑦ 不同器械、不同方法测得结果存有差异,不宜盲目比较。⑧ 关节脱位、关节损伤未愈、关节邻近骨折未允许受力、关节周围的软组织术后早期等情况应禁止或慎用测量。

四、协调和平衡功能评定

（一）协调功能评定

协调是完成平稳运动,准确和良好控制运动的能力,又称共济,它要求病人能按照一定的节奏和方向,在一定的时间内用适当的力量和速度完成稳定的动作,达到准确的目标。中枢神经系统参与协调控制的结构有 3 个,即小脑、基底核、脊髓后索。

1. 常用的协调评定

（1）指鼻试验　让病人肩外展90°,用示指尖接触自己的鼻尖,分别在睁眼、闭眼,不同方向及不同速度下反复进行。

（2）指指试验　病人与检查者面对面,检查者将示指举在病人面前,让病人用自己的示指指尖触检查者的示指指尖。检查者可以变换其示指的位置,以评估距离、方向改变时病人的应变能力。

（3）拇指对指试验　让病人先双肩外展90°,伸肘,再向中线靠拢,双手拇指相对。

（4）对指试验　让病人将拇指依次与其他各指尖相对,并逐渐加快。

（5）握拳试验　交替地用力握拳和充分伸张各指,并逐渐加快。

（6）拍地试验　病人坐位,足触地,用脚尖拍地。膝不能抬起,足跟不离地。

（7）跟—膝—胫试验　病人仰卧,让其用一侧的足跟在另一侧下肢的膝及胫骨前方上下滑动。

（8）轮替试验　病人屈肘90°,双手张开,一手向上,一手向下,交替变换,并逐渐加快。

2. 评分标准

（1）5 分　正常。

（2）4 分　轻度障碍,能完成,但速度和熟练程度比正常稍差。

（3）3 分　中度障碍,能完成,但协调缺陷明显,动作慢,不稳定。

（4）2 分　重度障碍,只能开始动作而不能完成。

（5）1 分　不能开始动作。

各试验分别评分并记录。有异常提示协调功能障碍。

（二）平衡功能评定

1. 概述　平衡是保持人体稳定的能力或保持身体重心落在支撑面内的能力。临床上,平衡是指人体处在一种姿势或稳定状态下以及不论处于何种位置时,当运动或受到外力作用时,能自动地调整并维持姿势的能力。前者属于静态平衡,后者属于动态平衡。力学上,平衡是指当作用于物体的合力为零时物体所处的一种状态。人体保持平衡处于一种稳定状态的能力与人体重心的位置和人体支撑面的面积两方面有关。如果人体重心的重力线落在支撑面之内,人体就是平衡的,否则人体将处于不平衡状态。

人体平衡的维持取决于感觉与运动系统和固有姿势反射的整合,具体地说,取决于下列因素:①正常的肌张力;②适当的感觉输入,包括视觉、本体感觉及前庭的信息输入;③大脑的整合作用;④交感神经支配或抑制,使人体能保持身体某些部位的稳定,同时有选择地运动身体的其他部位;⑤骨骼肌系统能产生适宜的运动,完成大脑所制订的运动方案。

2. 平衡的分类　人体平衡可以分为静态平衡和动态平衡。

(1)静态平衡　即人体或人体某一部位处于某种特定姿势,如坐或站等姿势时保持稳定状态的能力。

(2)动态平衡　包括以下2个方面:

1)自动动态平衡:即人体在进行各种自主运动,如由坐到站或由站到坐等各种姿势间的转换运动时能重新获得稳定状态的能力。

2)他动动态平衡:即人体对外界干扰,如推、拉等产生反应,恢复稳定状态的能力。平衡的这种分类包括人体在各种运动中保持、获得或恢复稳定状态的能力,具有一定的科学性和完整性。此类平衡需要身体不断地调整姿势以维持平衡。它需要肌肉的等张收缩。

3. 平衡评定的目的　平衡功能评定的主要目的有以下几个方面:①确定病人是否存在平衡功能障碍。②如果病人存在平衡功能障碍,确定引起平衡功能障碍的原因。③确定是否需要进行治疗。④重复评定以评定治疗手段是否有效。⑤预测病人发生跌倒的危险性。

4. 平衡反应　是指当身体重心偏离时,机体恢复原有平衡或建立新的平衡的过程,包括反应时间和反应过程。人体6个月形成俯卧位平衡反应,7~8个月形成仰卧位、坐位平衡反应,9~12个月形成蹲起反应,12~21个月形成站立位平衡反应。另外还有保护性伸展反应、跨步及跳跃反应等特殊的平衡反应。

5. 平衡功能评定的方法

(1)观察法　临床上普遍使用的观察法包括单腿直立检查法及强化的Romberg检查法,如一足在另一足的前方并交换、上肢置于不同的位置站立及在活动状态下能否保持平衡的方法,如坐或站立时移动身体,在不同条件下行走。具体方法有脚跟碰足趾行走、足跟行走、足尖行走、走直线、侧方走、倒退走、走圆圈及绕过障碍物行走等方法。评分标准:①4分,能完成活动;②3分,完成活动,但需要较少的身体接触才能保持平衡;③2分,能完成活动,但为保持平衡需要大量的身体接触;④1分,不能完成活动。

观察法由于较粗略和主观,且缺乏量化,因而对平衡功能的反应性差。但由于其应用简便,可以对有平衡功能障碍的病人进行粗略的筛选,因此目前在临床上仍有一定的应用价值。

(2)量表评定法　虽然属于主观评定,但不需要专门的设备,应用方便,且可以进行评分,因而临床应用日益普遍。目前国外临床上常用的平衡量表主要有Berg平衡量表(berg balance scale,BBS)、Tinetti量表及"站立—走"计时测试及功能性前伸、跌倒危险指数等。

BBS由Katherine Berg于1989年首先报道,最初用来预测老年病人跌倒的危险性。BBS包括站起、坐下、独立站立、闭眼站立、上臂前伸、转身一周、双足交替踏台阶、单腿站立等14个项目,每个项目最低得分为0分,最高得分为4分,总分56分,测试一般可在20分钟内完成。BBS按得分分为3组,即0~20分、21~40分、41~56分,其代表的平衡能力则分别相应于坐轮椅、辅助步行和独立行走三种活动状态。

BBS总分少于40分,预示有跌倒的危险性。BBS在国外被广泛用于评定病人的平衡功能,目前国内也开始应用BBS评定平衡功能。

(3)平衡测试仪评定　平衡测试仪主要由压力传感器、计算机及应用软件三部分组成。压力传感器可以记录身体的摇摆情况并将记录的信号转换成数据输入计算机,计算机在应用软件的支持下,对接收的数据进行分析,实时描计压力中心在平板上的投影与时间的关系曲线,这就形成定量姿势图。定量姿势图可以记录临床医师在临床上不能发现的极轻微的姿势摇摆以及复杂的人体动力学及肌电图的参数,并且姿势图可以比较定量、客观地反映平衡功能,便于不同受试者之间进行比较。平衡测试仪包括静态平衡测试和动态平衡测试。

1)静态平衡测试:测定人体在睁眼、闭眼及外界视动光刺激时的重心平衡状态。其主要参数包括重心的位置,重心移动路径的总长度、面积,左右向和前后向的重心位移平均速度,重心摆动的功率谱,睁眼、闭眼时的重心参数比值等。静态姿势图仅对静力时压力中心的变化情况进行描述和分析,以此了解平衡功能,但不能将影响平衡功能的三个感觉系统完全分别开来进行研究。

2)动态平衡测试:要求受试者以躯体运动反应跟踪出现在显示器上的视觉目标,在受试者无意识的状态下,支撑面移动(如前后、水平方向,前上、后上倾斜),或显示器及其支架突然摇动,测试上述情况下受试者的平衡功能,了解机体感觉和运动器官对外界环境变化的反应能力及大脑感知觉的综合能力等。动态平衡测试的测试内容主要有感觉整合测试、运动控制测试、应变能力测试和稳定性测试等。该测试可以将影响平衡功能的三个感觉系统分别开来进行研究,从而能够进一步确定引起平衡障碍的原因并指导治疗。

五、步态分析

步态是人类步行的行为特征。合理的步幅、步宽、步速、步频,身体重心及时的转换,躯干、骨盆的有效控制以及双下肢肌肉、关节有效、协调的运动,构成人体正常的步态。步态分析是指在通过生物力学和运动学手段,揭示步态异常的关键环节和影响因素,从而协助康复评估和治疗,也有助于协助临床诊断、疗效评估、机制研究等。

(一)步态的基本组成

1. 步行参数　下面的各项参数可以反映人体步行情况(图2-5):

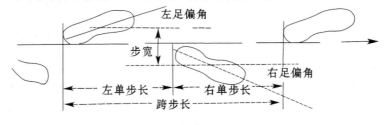

图2-5　步态分析术语

(1)步长　是指一足着地至对侧足着地的平均距离。

(2)步幅　又称跨步长,指同一腿足跟着地处至再次足跟着地处之间的距离,一般男性为70～75 cm;女性为50～70 cm。

(3)步行周期　又称平均步幅时间,指人在行走时从一侧足跟着地,到此侧足跟再次着地为止的时间,相当于支撑相与摆动相之和。

(4)步宽　又称支撑基础,指两足跟中心点或重力点之间的水平距离,也有采用两足内侧缘或外侧缘之间的最短水平距离。左右足分别计算。

（5）步频 是指每分钟的步行步数,成人为每分钟 110～120 步,快步可至 140 步。

（6）足偏角 是指足中心线与同侧步行直线之间的夹角,左右足分别计算。

（7）步行速度 是指单位时间内行走的距离,单位为 m/s。正常人自然步速为 65～100 m/s。步行速度与步幅和步频相关。

2. 步行周期

（1）支撑相 是指足接触地面和承受重力的时相,占步行周期的 60%,包括早期、中期、末期。

1）早期:包括首次足跟接触地面的瞬间和承重反应,正常步速时占步行周期的 10%～12%。早期又分为首次触地、承重反应、双支撑相、地面反作用力 4 个阶段。

2）中期:支撑足全部着地,对侧足处于摆动相,是唯一单足支撑全部重力的时相,正常步速时为步行周期的 38%～40%。

3）末期:指下肢主动加速蹬离的阶段,开始于足跟抬起,结束于足离地,为步行周期的 10%～20%。

（2）摆动相 下肢在空中向前摆动的时相,占步行周期的 40%,包括早期、中期、末期。

1）早期:主要的动作为足廓清地面和屈髋带动屈膝,加速肢体向前摆动,占步行周期的 13%～15%。

2）中期:足廓清仍然是主要任务,占步行周期的 10%。

3）末期:主要任务是下肢前向运动减速,准备足着地的姿势,占步行周期的 15%。

步行周期和时相与步行速度关系密切,在分析时必须加以考虑(表 2-11,图 2-6)。

表 2-11 正常步行周期中主要肌肉的作用

肌肉	步行周期的作用
腓肠肌和比目鱼肌	支撑相中期至蹬离,首次触地
臀大肌	摆动相末期,首次触地至支撑相中期
腘绳肌	摆动相中期,首次触地至承重反应结束
髂腰肌和股内收肌	足离地至摆动相早期
股四头肌	摆动相末期,首次触地至支撑相中期,足离地至摆动相早期
胫前肌	首次触地至承重反应结束,足离地至再次首次触地

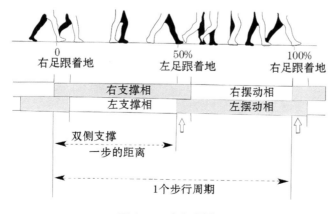

图 2-6 步行周期

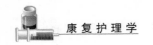

（二）步态分析的方法

1. 临床分析

（1）病史回顾　病人既往的损伤、手术、神经病变等病史对判断步态异常有重要参考价值。

（2）体格检查　重点在腱反射和病理反射、肌力和肌张力、关节活动度、肢体的外观和长短、脊柱和骨盆的形态、肢体的血供、感觉、压痛、肿胀、皮肤状况等。

（3）步态观察　注意病人全身姿势,包括动态和静态姿势;步态状况包括步行节律、稳定性、流畅性、对称性、身体重心偏移、手臂摆动、关节在步行周期的姿势与角度、病人神态与表情、辅助装置的作用等。观察应包括前面、侧面和后面,注意对称比较和疼痛对步态的影响。病人要充分暴露下肢,并可以显示躯干和上肢的基本活动。受试者一般采取自然步态,必要时可以使用助行器。在自然步态观察的基础上,可以要求病人加快步速,减少足接触面或步宽,以凸现异常;也可以通过增大接触面或给予支撑,以改善异常,从而协助评估。

（4）诊断性治疗　诊断性神经阻滞有助于鉴别肢体畸形的原因,并指导康复治疗。关节畸形可以分为动态畸形和静态畸形。动态畸形指肌肉痉挛或张力过高,导致关节活动受限,诊断性治疗可明确改善功能。静态畸形是指骨骼畸形及关节或肌肉挛缩导致的关节活动受限,诊断性治疗无变化。

2. 运动学分析　是研究步行时肢体运动时间和空间变化规律的科学方法。主要方法有足印法、足开关法、电子步态垫法、同步摄像分析法、三维数字化分析、关节角度计分析法等。

3. 动力学分析　动力学分析是对步行时作用力、反作用力强度、方向和时间的研究方法。常用测力平台、足测力板等方法进行测定和分析。

4. 动态肌电图　是指在活动状态同步检测多块肌肉电活动的测定方法,揭示肌肉活动与步态关系的肌肉电生理研究,是临床步态分析必不可少的环节,是鉴别诊断神经肌肉疾病最灵敏的方法。

（三）常见异常步态

导致步态偏离正常的原因很多,主要有:①关节活动受限（包括挛缩）;②活动或承重时疼痛;③肌肉软弱;④感觉障碍;⑤协调运动丧失;⑥双下肢不等长等。常见的异常步态如下:

1. 跛行步态　又称短腿步态。双下肢长度不等,患肢缩短达 2.5 cm 以上者,该侧着地时同侧骨盆下降导致同侧肩下降;如患肢缩短超过 4 cm,患肢用足尖着地以代偿。对侧摆动腿膝关节、髋关节过度屈曲。

2. 偏瘫步态　因下肢肌力下降,伸肌张力增加,下肢挺直,呈轻度足内翻和足下垂。步行时,患侧下肢向外摆,划半圈,又称划圈步态。患侧肩内收,上肢屈曲,前臂旋前,表现为典型的偏瘫步态。多见于脑卒中的病人。

3. 痉挛步态　又称剪刀步态或交叉步态。由于两下肢肌张力明显增强,膝关节伸直,足尖着地,大腿内侧肌群痉挛,故行走时两膝内侧常互相摩擦碰撞,足向对侧交叉,步态不稳。多见于脑性瘫痪、高位截瘫病人。

4. 蹒跚步态　又称醉汉步态。步行时摇晃不稳,躯干左右倾斜,步态长短不一,不能走直线,状如醉汉。多见于小脑和前庭疾患的病人。

5. 慌张步态　又称前冲步态。表现为起步困难,一旦行走则身体前倾,步小且快,不易随意停步。见于帕金森病或其他基底节疾患的病人。

6. 减痛步态　由于患肢负重引起疼痛,为避免疼痛,尽量缩短患侧站立相,而加速对侧摆动腿前进速度,使患肢尽量不负重,出现短促步。为避免震动引起疼痛,病人常用足尖行走。见于脊椎、椎间盘、髋关节、膝关节疼痛的病人。

7. 跨跃步态　又称垂足步态。足下垂,行走时足尖踢地,患侧下肢抬高,髋膝过度屈曲,呈跨门栏状。见于胫前肌麻痹或腓总神经损伤的病人。

8. 摇摆步态　又称鸭步。由于骨盆肌肉及腰肌无力,步行时不能固定骨盆,身体向两侧摇摆。为维持身体重心的平衡,脊柱前凸,行走时状如鸭步。多见于肌营养不良病人及脊髓灰质炎引起臀中肌麻痹的病人等。

第四节　感觉功能评定

◉学习目标

　　掌握:感觉功能评定的步骤与方法。

　　熟悉:感觉功能评定的基本概念。

　　了解:感觉功能评定的注意事项。

一、概述

感觉是人脑对直接作用于感受器的客观事物的个别属性的反映,个别属性有物体大小、形状、颜色、坚实度、湿度、气味、味道等。感觉功能评定可分为浅感觉检查、深感觉检查和复合感觉检查。感觉障碍可分为以下几种类型:

1. 感觉异常　在无外界刺激的情况下,病人身体的某部分自发的出现异常感觉,如麻木感、蚁走感、针刺感、寒冷感、温热感等。

2. 感觉减退　给予强烈刺激下才能引起一般感觉。

3. 感觉缺失　在清醒状态下,对刺激全无感觉。

4. 感觉过敏　轻微刺激就可引起强烈的感觉。

5. 感觉倒错　对刺激认识完全倒错,如对热刺激却有冷感。

二、感觉功能评定的步骤与方法

1. 浅感觉检查

(1)痛觉检查　用大头针针尖轻刺皮肤,询问针刺时有无痛觉及其程度。

(2)触觉检查　检查者用棉签轻触病人的皮肤或黏膜,询问有无感觉。

(3)温度觉检查　用两支玻璃试管或金属管分别盛有热水和冷水交替接触病人皮肤,让其辨别出冷或热的感觉。

2. 深感觉检查

(1)振动觉　将振动的音叉置于体表骨性标志突起处,询问有无振动和持续的时间。

(2)运动觉　病人闭目,检查者将病人的肢体或关节移动到某个范围,请病人说出肢体运动的方向,如向上、向下等。

(3)位置觉　病人闭目,检查者将其任意肢体放置在某一位置上,让病人说出这个位置,或用对侧肢体模仿。

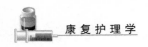

3. 复合感觉

（1）两点辨别觉　病人闭目,检查者用钝角分规刺激病人皮肤上的两点,如果病人感觉为两点,逐渐缩小两点的距离,直到两点被感觉为一点为止,测量其距离。正常时指尖掌侧为 2 ~ 8 mm,手背为 2 ~ 3 cm,躯干为 6 ~ 7 cm。

（2）图形觉　让病人闭目,用棉签或铅笔在其皮肤上写数字或画图形,让其说出是何数字或何种图形。

（3）实体辨别觉　病人闭目,让病人用单手触摸一些常用物品,如小刀、钢笔、手表等,让其说出物体名称、大小、轻重及形状等。注意两侧对照,一般先检查患侧。

三、感觉功能评定的注意事项

首先向病人说明检查的目的和检查的方法,以取得病人的充分合作。检查应从感觉障碍的部位向正常部位进行,注意左右对比、远近端对比。检查时病人应闭目,检查过程中应避免提问或暗示。检查者应耐心细致,必要时可重复多次检查。

第五节　言语功能评定

◉**学习目标**

了解:常用言语功能评定的概念、失语症评定方法、构音障碍评定方法及言语失用证评定方法。

一、概述

言语和语言是两个不同的概念,语言是由词汇和语法构成的符号系统。词汇如建筑材料,语法如建筑规则。言语是个体利用语言进行交际的活动过程。两者既有区别,又有密切联系。言语障碍是指组成言语的听、看、说、写四个主要方面的各功能环节单独受损或两个以上环节共同受损。

言语障碍分为失语症、构音障碍和言语失用症三种类型。

（一）失语症

失语症是指病人神志清楚,无精神衰退,无感觉缺失和发音肌肉瘫痪,却丧失了对语言信号意义的理解或表达能力。失语症不仅包括对口语的理解和表达困难,对文字的阅读和书写困难,还包括其他高级信号活动的障碍,如计算困难(失算)、音乐欣赏和乐器演奏困难(失歌)等。失语症分为:①运动性失语;②感觉性失语;③传导性失语;④命名性失语;⑤经皮质运动性失语;⑥经皮质感觉性失语;⑦完全性失语。

（二）构音障碍

构音障碍是指由于中枢或周围神经系统损害所引起的言语运动控制障碍。病人通常听觉理解正常并能正确选择词汇和按语法排列,然而,要精确地控制重音、音量、音调,则感到困难。根据神经系统损害的部位和言语受损的严重程度不同,可分为:①弛缓型;②痉挛型;③共济失调型;④运动减少型;⑤运动过多型;⑥混合型。

（三）言语失用症

言语失用症是一种言语运动性疾患,但是没有与发音器官有关的肌肉麻痹、肌张力降低、肌肉功能失调等症状,其特征是损害了把言语肌肉系统处于适当的位置并按顺序进行活动以便随意说话的能力。言语失用症的构音错误包括语音的省略、替代、变音、增加和重复,这些错误中有许多似乎是病人费力说话而造成不正确的近似音,病人似乎总在摸索正确的发音位置及顺序。通常病人认识自己的错误并试图加以纠正。构音错误很不稳定,随着声音的复杂性和语句的长短而改变,有时病人无意识的说话反而正确,而有意识、有目的的说话反而不正确,如果病人要想控制说话,防止错误常导致说话速率缓慢而无抑扬顿挫。

二、失语症评定

以波士顿失语诊断测验(boston diagnostic aphasia examination, BDAE)最常用。BDAE由Goodglass和Kaplan提供。此检查设计全面,使用广泛,包括31项检测内容,对听觉理解、口语表达、书面语言的理解及书写四大项目作出评估,测验结果按照所属测验结果的记分排列在言语特征测验图上,该图对失语症病人再分型。

结合我国语言文化的特点,可使用由我国康复专家制定或修订的失语症评估量表:① 中国康复研究中心附属医院失语筛查表;② 汉语失语检查法;③ 中国康复研究中心失语症检查等。

三、构音障碍评定

对构音障碍的评估是通过对所存在的客观症状与体征的识别和器械检查,了解言语产生过程中某一言语组成部分受损的情况,以便根据评估结果来识别康复对象,确定治疗目标,评价治疗效果。常用的评估方法如下:

(1)Frenchay构音障碍评估法 通过解剖、生理和感觉检查,达到多方面描述的目的。测验包括反射、呼吸、唇、颌、腭、喉、舌、言语等8个项目。将各项检查结果分为9级,把结果画在一总结图上,就可清楚地看出哪些功能受损及受损的程度,有利于指导治疗。

(2)中国康复研究中心制定的构音及构音器官检查 包括呼吸、喉、面部、口部肌肉、硬腭、腭咽机制、下颌及反射活动的检查,了解言语器官的运动速度、力量及运动的准确性,但不进行运动分级。检查以普通话为标准进行音节复述,单词、文章的水平检查,以及构音类似运动检查。检查时需使用国际音标。

四、言语失用症评定

言语失用症是因中枢运动神经元损伤导致功能完整的言语肌肉系统不能进行随意的、有目的的活动而产生的,也是一种言语运动性疾病。其构音器官本身没有肌肉麻痹、肌张力异常等症状,但病人在语言表达时,随意说话的能力由于言语运动器官的位置摆放及按顺序发音的运动出现障碍而受到影响。

言语失用症的表现形式有语音的省略、替代、遗漏、变音、增加和重复,常常说话费力、语音拖长、不灵活,这些构音错误通常很不稳定,随着声音的复杂性和词语的长短而改变。病人大多能意识到自己的发音错误,似乎总在摸索正确的发音位置及顺序。检查时病人有意识有目的的说话不一定正确,而无意识的说话反而正确,如果不进行特意的检查,言语失用容易被忽略。

由于引起言语失用的部位位于大脑左半球前部额下回后部(Broca区)附近,因此常伴随Broca失语,也可与构音障碍同时存在。在失语症评定中常表现为听觉及阅读理解能力相对完整,书写技能与说话技能较好,需与构音障碍相鉴别。

言语失用症评定包括以下三个方面:① 言语可理解程度,通常选择一定数量的单词和句子进

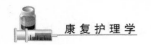

行评分;②说话速率,可以采用节拍器或录音带;③韵律,即说话的自然程度,包括主观方面和客观方面。

第六节　心　理　评　定

◉学习目标
　　了解:心理评定的概念、评定方法及注意事项。

一、概述

运用心理学的理论和技术研究康复医学中的各种心理问题称为康复心理学。心理评定是对智力、能力倾向、成就、人格等心理特性中个体差异的测量总称。在病人康复的整个过程中,心理评定是不可缺少的手段。

(一)心理评定的目的

1. 了解病人心理、行为状态　确定有无异常,异常的程度,对病人日常生活及社会参与性的影响,为制订综合性的康复护理计划提供科学依据。

2. 确定病人的心理与行为活动水平　以此为基础,对病人康复的可能性以及预后作出科学的预测。

3. 分析病人的个性心理特征及情绪活动特点　为心理康复和其他方面康复的实施奠定基础。

4. 跟踪评估病人的心理变化过程　掌握病人的心理动态变化规律,以便及时调整康复护理方案,争取最佳的康复效果。

心理评定主要集中于病人的心理活动状态,如情绪状态、个性心理特征、智力发展水平、人际交往和社会生活等。

(二)心理评定的主要对象

1. 精神功能障碍者　包括有精神症状者、精神病病人及智力发育迟缓者,如精神分裂症病人、弱智病人等。心理评定可确定病人的智力发展水平、心理与精神活动是否正常。

2. 各种疾病所致的心理功能障碍者　如脑卒中、脑外伤、脊髓损伤后等引起的认知、智力损害和情绪、行为异常。

二、心理评定的方法

心理评定的方法很多,要求评估者根据病人的心理特点与状态、病人对测量方式的适应性、病人的文化水平以及对测量方式的可接受性灵活选择应用。常用方法如下:

1. 观察法　分为直接观察和间接观察两种。观察法要求观察者具备系统的观察知识,对于被观察的情景要有充分的认识。如对残疾适应的心理过程进行临床观察。

2. 心理测验法　常用的有智力测验、人格测验、神经心理测验、记忆力测验、情绪测验等。测验的具体方法可参见《护理心理学》。

三、心理评定的注意事项

1. 直接评定与间接评定结合　直接心理评定是指心理医师或有经验的临床医师,通过谈话和观察,依据自己的经验和评价标准对病人的情绪和行为进行评定。由于这种评价方法为直接收集信息,因而能比较准确地反映病人的心理状态。但其缺点是评价结果易受评估者主观因素和训练程度等因素的影响,且对结果只能定性评定,不能定量评定。间接心理评定是指由经过专业训练的人员,借助于标准化的心理测试工具,对病人进行心理测量,或按照一定的格式和要求,向熟悉病人的家人或其他人员,了解病人的认知、情绪和行为等心理情况。由于测试结果受病人对测验的态度及对测试内容理解、第三方观察和判断的影响,因此有时结果不能真正反映病人的心理状况,因而它是一种间接心理评定。由于有些病人有认知和意识水平的障碍,因此使用一些心理测试量表时比较局限,甚至有时测试的结果不准确的。因此,医师必须直接对病人进行观察和沟通,并向其身边的人了解情况,才能更准确和客观地反映病人的心理问题。

2. 心理量表的选择与治疗计划、目标要一致 心理测试的量表比较多,每一种量表都可以从不同的侧面反映病人的心理情况。在心理评定时,不能随意收集一个心理测量的表格,没有目的地对病人进行评定,否则不仅不能准确地反映病人的心理问题,而且可能会给病人的心理带来负面的影响。因此,在正式进行心理评定时,一定要考虑到病人的意识和认知水平,根据治疗和评定的要求,有目的地选择适用和可行的心理测验项目。

3. 评定要尽可能减少对病人的负面影响 对病人进行情绪和行为评定时,要考虑到病人对一些谈话和测试内容的心理承受程度,对一些敏感的问题在评定过程中有时需要采取灵活的方法。对病人多做一些解释,如自杀问题、对生活和疾病的态度问题等,这些问题病人往往采取否认的心理,压抑在心中,一旦触及这些问题,病人心里很痛苦,并引起强烈的情绪波动,有的甚至拒绝下面的和以后的心理检查。所以,在对病人进行心理评定时,评估者一定要认真、细心,并掌握一些会谈和测试的技巧,以减轻病人的痛苦,保证测试工作的顺利进行。在检查和测试过程中,遇到病人不配合,可暂停测试。

4. 评定的内容要尽可能全面 在临床和康复工作中,医师往往比较重视有明显心理异常的病人,而容易忽视那些心理状态较好的病人。其实,即使是这些认为心理状态比较好的病人,在进行专业检查和测试后,也会发现一些心理方面的问题。因此,对病人进行心理评定时,不仅要了解有消极的负性情绪的病人,而且要了解有正性情绪和行为的病人,遵循全面的原则。

第七节 认知功能评定

◎学习目标

熟悉:认知功能评定的概念、评定对象、评定方法及注意事项。

一、概述

认知又称认识、识别,属于大脑皮质的高级活动范畴,指能使人意识到所想或所感觉到的物体的精神活动,是人从周围世界获得知识及使用知识的过程,是大脑加工、处理和操作信息的能力。认知包括对事物的感觉、注意、识别、记忆、理解思维的行为与心理活动。常见引起认知障碍的疾病有脑血管意外、脑外伤、痴呆、脑性瘫痪、药物或乙醇中毒、原发情感障碍等。

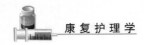

二、认知功能评定的对象

1. 脑损伤　如脑卒中、脑性瘫痪、脑外伤。

2. 血管性痴呆　如多发性脑梗死痴呆、大面积脑梗死性痴呆、皮质下动脉硬化性脑病、丘脑性痴呆等。

3. 其他类型的痴呆及肿瘤、炎症等。

4. 发育障碍。

5. 药物或乙醇中毒。

6. 精神功能障碍。

三、认知功能评定的方法和注意事项

在评估认知功能时,应先询问病史和进行临床观察,再选择评估量表。常用方法如下:

（一）认识功能评定

1. 意识状态　是更高级的精神活动和认识活动的基础,意识水平的下降会降低认识活动的完整性。意识状态的评估用 Glasgow 昏迷评价表（表 2-12）。

表 2-12　Glasgow 昏迷评价表

项目	试验	病人反应	评分
睁眼	自发睁眼	自己睁眼	4
	言语刺激	大声向病人提问时病人睁眼	3
	疼痛刺激	捏病人时能睁眼	2
	疼痛刺激	捏病人时不睁眼	1
运动反应	口令	能执行简单命令	6
	疼痛刺激	捏痛时病人拨开医师的手	5
	疼痛刺激	捏痛时病人撤出被捏的部分	4
	疼痛刺激	捏痛时病人身体呈去皮质强直（上肢屈曲、内收内旋、下肢伸直、内收内旋、踝背屈）	3
	疼痛刺激	捏痛时病人身体呈去皮质强直（上肢伸直、内收内旋、腕指屈曲,下肢伸直、内收内旋、踝趾屈）	2
	疼痛刺激	无反应	1
言语反应	言语	能正确会话,回答医师他在哪、他是谁及哪年哪月	5
	言语	言语错乱,定向障碍	4
	言语	说话能被理解,但无意义	3
	言语	发出声音,但不能被理解	2
	言语	不发声	1

注:总分 15 分;≤8 分为昏迷;≥9 分为无昏迷

2. 智商水平　常用 Wechsler 成人智力评价表（参见《护理心理学》）和精神状态简易速检表（mini mental state examination,MMSE）（见表 2-13）。

表 2-13 精神状态简易速检表（MMSE）

项目	分数	项目	分数
1. 今年的年份	1	16. 86 – 7（=79）	1
2. 现在是什么季节	1	17. 79 – 7（=72）	1
3. 今天是几号	1	18. 73 – 7（=66）	1
4. 今天是星期几	1	19. 回忆：皮球	1
5. 现在是几月份	1	20. 回忆：国旗	1
6. 省（市）	1	21. 回忆：树木	1
7. 县（区）	1	22. 辨认：手表	1
8. 乡、镇（街道）	1	23. 辨认：铅笔	1
9. 现在我们在几楼	1	24. 复述：44 只狮子	1
10. 这里是什么地方	1	25. 按卡片闭眼睛	1
11. 复述：皮球	1	26. 用右手拿纸	1
12. 复述：国旗	1	27. 将纸对折	1
13. 复述：树木	1	28. 放在大腿上	1
14. 100 – 7（=93）	1	29. 说一句完整的句子	1
15. 93 – 7（=86）	1	30. 按样画图	1

注：正常总分：文盲为≥17分；教育年限≤6年为≥20分；教育年限≥6年为≥24分

3. 记忆测验　常用评估方法有如下：

（1）韦氏记忆量表　韦氏记忆量表（Wechsler memory scale，WMS）包括 7 个分测验，是全世界公认的而且在我国已标准化的方法。

（2）临床记忆量表　主要用于成年人，年龄范围为 20～90 岁。

（3）Rivermead 行为记忆试验　用于评估每天生活中的记忆能力，有较高的信度和效度，与 WMS 有较高的相关。共 11 题，满分 12 分，正常人总分 9～12 分，脑损伤的病人至少 3 项不能完成，总分 0～9 分。

（二）知觉障碍评估

知觉障碍是指在感觉输入系统完整的情况下，对感觉刺激的认识和鉴别障碍。知觉障碍的病损位于皮质水平，而外周神经的功能仍是正常的。知觉障碍包括失认症和失用症。

1. 失认症　是指对视觉、听觉、触觉等感觉途径获得的信息缺乏正确的分析和识别能力，因而造成对感知对象的认识障碍。其病变部位在顶叶、颞叶、枕叶的交界区。

（1）单侧空间忽略　又称半侧空间失认，是对来自大脑损伤对侧的刺激无反应，多见于右半球病变，指病人对大脑损坏部分对侧的一半空间内的物体不能辨认，即不能意识到对侧身体及其环境的刺激，不会自觉地转动头部观察事物。常不洗忽略侧的脸，不刮该侧的胡子，不穿该侧的衣服等。除在日常生活中观察上述忽略现象外，尚可用删除试验、绘图试验、阅读试验、拼板试验等做进一步检查。

（2）疾病失认　病人意识不到自己所患疾病及其程度，因而拒绝对疾病承担责任，对自己不关心、淡漠、反应迟钝。病灶部位多为顶叶，好发于右侧。

（3）躯体失认　不认识身体的结构及身体各部分之间的关系。评估方法有：①让病人按评估者

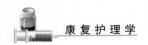
口令指向相应的身体部位,不能完成者为阳性;②让病人模仿评估者"摸左手""摸右耳"等活动,不能完成者为阳性;③询问病人有关身体部位相互关系的问题,如舌在口内还是口外,眉毛在眼上还是眼下等,回答有错误者为阳性。

(4)左右分辨困难　不能理解和应用左、右的概念,分不清自己、他人身上和环境中的左或右。评估时可直接给予相应的指令,不能执行和分辨者为阳性。

(5)手指失认　不能按命令指出正确的手指,尤以分不清示指、中指和环指为常见。评估时可直接给予相应的指令或嘱病人模仿评估者的手指活动,不能执行者为阳性。

(6)其他失认症　如空间关系及位置障碍、颜色失认、颜面失认、听失认和触觉失认等。评估时可直接给予相应的指令,不能辨认者为阳性。

2. 失用症　是指由于大脑皮质损害而造成有目的的行为障碍,病人不能正确地计划和执行某些有意识的行为和动作。病变部位在大脑前运动区。

(1)结构性失用　以空间关系分析为基础的障碍,病人缺乏对某些活动进行概念化的能力,导致病人不能描绘简单的图形,不能将不同的物体按正确的空间关系组合起来。

(2)意念运动性失用　意念中枢与运动中枢的联系中断,运动意念不能传达到运动中枢。表现为有意识的运动不能,无意识的运动却进行,即病人能自动地进行习惯性的运动并能讲述运动如何去做,却不能按他人指令完成此运动。

(3)意念性失用　意念中枢受损时,不能产生意念,即使肌力、肌张力、感觉、协调能力正常也不能产生运动。既不能自主又不能按指令完成有目的的活动,甚至作出与指令活动无关的动作。这类病人模仿动作一般无障碍,在日常生活中给人一种漫不经心、注意力不集中的印象。常伴有智力障碍。

(4)运动性失用　最简单的失用症,常见于上肢和舌。病人能理解某项活动的概念和目的,但不能付之行动,有时能做一些粗大运动但动作笨拙,不能完成精细动作。

(5)其他　穿衣失用、步行失用等。

第八节　日常生活活动能力和生存质量的评定

⊙学习目标
掌握:日常生活活动能力评定的概念及常用评定方法。
了解:生存质量的评定及功能独立性评定的概念。

一、概述

日常生活活动(activities of daily living,ADL)由Dearier首先提出采用。狭义的日常生活活动是指人们为了维持生存及适应生存环境而进行的一系列最基本、必须反复进行的、最具有共性的活动,包括进食、穿衣、洗澡、大小便控制、行走等基本的动作和技巧,即衣、食、住、行、个人卫生。广义的日常生活活动是指一个人在家庭、工作机构及社区里自己管理自己的能力。除了最基本的生活能力外,还包括与他人交往的能力,以及在经济上、社会上和职业上合理安排生活方式的能力。

二、日常生活活动能力评定

目前常用的ADL评定有Katz指数分级法、PULSES评估量表法和Barthel指数分级法等多种。虽然各种评定方法所含动作有所区别,但大致相同,临床上可选择使用。

（一）Katz 指数分级法

1963 年 Katz 等在研究老年慢性病病人 ADL 能力的基础上制订此法,96% 病人可以评出 ADL 能力,并可估计预后。该法将 ADL 分为沐浴、衣着、如厕、转移、大小便控制和进食 6 个大项,每项按功能状态分为 A、B、C、D、E、F、G 7 个等级。A 级完全自理,G 级完全依赖,B 级至 F 级自理能力逐级下降,依赖程度不断增加。

（二）PULSES 评估量表法

PULSES 评估量表法产生于 1957 年,主要用于慢性病病人、老年人和住院病人的 ADL 评估。评估内容包括 6 项:P（physical condition）代表身体状况;U（upper extremity）代表上肢功能;L（lower extremity）代表下肢功能;S（sensory component）代表感觉功能;E（excretory）代表排泄功能;S（psychosocial）代表精神和情感状况。每项分 4 个等级:1 级为正常,无功能障碍;2 级为轻度功能障碍;3 级为中度功能障碍;4 级为重度功能障碍。总分 6 分者功能最佳,24 分者功能最差（表 2-14）。

表 2-14　PULSES 评估量表法评分标准

P:身体状况包括内脏疾病,如心血管系统、呼吸系统、消化系统、泌尿系统和内分泌系统疾病及脑部疾病

　1.正常,或与同年龄组健康者相比无明显异常

　2.轻度异常,偶尔需要求医

　3.中度异常,经常需要求医,但活动不受限制

　4.重度异常,需要住院或专人护理,活动明显受限

U:上肢功能包括颈部、肩胛带和上背部

　1.正常,或与同年龄组健康者相比无明显异常

　2.轻度异常,活动不受限,功能良好

　3.中度异常,在一定范围内可以活动

　4.重度异常,功能严重受限,生活需要护理

L:下肢功能包括骨盆、下背部和腰骶部

　1.正常,或与同年龄组健康者相比无明显异常

　2.轻度异常,活动不受限,功能良好

　3.中度异常,在一定范围内可以活动

　4.重度异常,功能严重受限,只能卧床或坐轮椅

S:感觉功能包括语言、听觉和视觉

　1.正常,或与同年龄组健康者相比无明显异常

　2.轻度异常,无明显功能障碍

　3.中度异常,有明显功能障碍

　4.重度异常,语言、听觉和视觉完全丧失

E:排泄功能,即大小便控制

　1.正常,能完全控制

　2.轻度异常,偶尔发生大小便失禁或夜尿

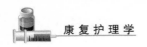

3. 中度异常,周期性的大小便失禁或潴留交替出现

4. 重度异常,大小便完全失禁

S:精神和心理状况包括心理、情感、家庭、社会等

1. 正常,或与同年龄组健康者相比无明显异常

2. 轻度异常,表现在情绪、脾气和个性方面,但个人精神调节能力良好,对他人或周围环境无伤害

3. 中度异常,需要一定的监护

4. 重度异常,需要完全监护

(三) Barthel 指数评估法

Barthel 指数评估法简单,可信度高,灵敏度也高,是目前临床应用最广、研究最多的一种日常生活活动能力的评估方法,它不仅可以用来评估治疗前后的功能状况,而且也可以预测治疗效果、住院时间及预后。评估包括大便控制、小便控制、修饰、如厕、进食、转移、步行、穿衣、上楼梯、洗澡共 10 项内容。根据是否需要帮助及其帮助程度分为 0 分、5 分、10 分、15 分 4 个等级,总分为 100 分,得分越高,独立性越强,依赖性越小。但若达到 100 分,这并不意味着病人能独立生活,他可能不能烹饪、料理家务和与他人接触,只是说明他不需要照顾,日常生活可以自理。评分结果分析:<20 分,生活完全需要依赖;20~40 分,生活需要很大帮助;40~60 分,生活需要帮助;>60 分,生活基本自理。Barthel 指数得分 40 分以上者康复治疗的效益最大(表 2-15)。

表 2-15　Barthel 指数

项目	分类和评分
1. 大便	0 = 失禁或昏迷
	5 = 偶尔控制(每周 <1 次)
	10 = 能控制
2. 小便	0 = 失禁或昏迷或需由他人导尿
	5 = 偶尔控制(每 24 小时 <1 次,每周 >1 次)
	10 = 能控制
3. 修饰	0 = 需要帮助
	5 = 独立洗脸、梳头、刷牙、剃须
4. 如厕	0 = 依赖别人
	5 = 需要部分帮助
	10 = 自理(能去厕所,无他人辅助能解衣或完成便后处理)
5. 进食	0 = 依赖
	5 = 需要部分帮助(切面包、抹黄油、夹菜、盛饭)
	10 = 全面自理(能进食各种食物,但不包括取饭、做饭)
6. 转移(床椅转移)	0 = 完全依赖他人,不能坐
	5 = 需要大量帮助(2 人),能坐
	10 = 需要少量帮助(1 人)或指导
	15 = 自理

续　表

项目	分类和评分
7.活动(步行)	0 = 不能动
	5 = 在轮椅上独立行动 45 m 以上,能拐弯
	10 = 需 1 人帮助步行(体力或语言指导)
	15 = 独自步行(可用辅助器,在家及其附近走 45 m)
8.穿衣	0 = 依赖
	5 = 需要一半帮助
	10 = 自理(自己系、开纽扣,关、开拉锁和穿鞋)
9.上楼梯	0 = 不能
	10 = 自理(用手杖等辅助器具能独立)
10.洗澡	0 = 依赖
	5 = 自理(无指导能进出浴池并自理洗澡)

使用说明:①指数应记录"病人能做什么",而不是可能或应达到什么程度。②主要目的是确定在有无任何体力或智力帮助的情况下所获得的自理程度。因此,如需提供任何帮助则表明病人不能自理。③病人自理程度应通过护士、亲属或本人提供的最好信息和通过与病人交谈来确定,要记录病人 24 小时内所完成的情况。④只要病人无需他人的帮助,虽用辅助器具也可划入自理类。⑤大便需要部分帮助,指每周少于 1 次的失禁;小便需要部分帮助,指每 24 小时少于 1 次或每周多于 1 次的失禁。昏迷和需帮助导尿病人,视为尿失禁,积分为 0。

三、独立生活能力评定

独立生活能力评定方法中,最主要的是功能独立性评定(functional independent measure,FIM),FIM 广泛地用于康复机构,用以确定入院、出院与随访时的功能状态。FIM 能全面、客观地反映残疾人日常生活活动能力。FIM 评估在描述残疾水平和功能独立程度上比 Barthel 指数等评定方法更敏感、更精确,且适用于所有残疾病人。FIM 评估包括 6 个方面,共 18 项功能(表 2-16)。每项分 7 级,最高得 7 分,最低得 1 分,总积分最高 126 分,最低 18 分,得分越高,独立水平越好;反之越差。得分的高低以病人是否独立和是否需要他人帮助或使用辅助设备的程度来决定。

表 2-16　FIM 记录表

项目	得分	
	入院	出院
Ⅰ 自理活动		
1.进食		
2.梳洗、修饰		
3.沐浴		
4.穿上身衣服		
5.穿下身衣服		
6.如厕		

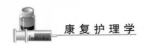

项目	得分	
	入院	出院
Ⅱ　括约肌控制		
7.膀胱管理		
8.大肠管理		
Ⅲ　转移		
9.床、椅、轮椅		
10.坐厕		
11.浴盆、浴室		
Ⅳ　行走		
12.步行、轮椅		
13.上下楼梯		
Ⅴ　交流		
14.理解		
15.表达		
Ⅵ　社会认知		
16.社会交往		
17.解决问题		
18.记忆		
总　　计		

注:FIM 的功能独立分级:126 分,完全独立;108～125 分,基本独立;90～107 分,极轻度依赖或有条件的独立;72～89 分,轻度依赖;54～71 分,中度依赖;36～53 分,重度依赖;19～35 分,极重度依赖;18 分及以下,完全依赖

四、生存质量评定

(一) 概念

WHO 认为生存质量(quality of life,QOL)是指生活于不同文化和价值体系中的个人对于其目标、期望、标准以及所关注问题有关联的生存状况的体验。它包含个体的生理健康、心理状态、独立能力、社会关系、个人信仰以及与周围环境的关系。

在康复医学领域,QOL 是指个人的一种生存的水平和体验,这种水平和体验反映致残性疾患的病人或残疾人,在不同程度的伤残情况下,维持身体活动、精神活动和社会活动处于良好状态的能力和素质,即与健康相关的生存质量。

(二) 评定内容

对于生存质量比较统一的观点是:①生存质量是一个多维的概念,包括躯体功能、心理功能、社会功能及与疾病或治疗有关的状况;②生存质量是主观的评价指标,应由受试者自己评价。

根据 WHO 的标准,生存质量的评定,即身体功能、心理状况、独立能力、社会关系、生活环境、宗教信仰和精神寄托 6 个方面内容。

（三）评定量表

1. WHO 生存质量评定量表（WHO QOL-100 量表）　此量表是目前应用最广泛的量表之一。内容涉及生存质量 6 大方面的 24 个小方面。每个方面由 4 个项目构成，分别从强度、频度、能力和评价 4 个方面反映同一特征，共计 100 个问题。得分越高，生存质量越好；得分越低，生存质量越差。

2. 健康状况测定量表（36-item shortorm，SF-36）　是美国医学研究组开发的普适性测定量表。由 36 个项目组成，内容包括躯体功能、躯体角色、躯体疼痛、总的健康状况、活动、社会功能、情绪角色和心理卫生 8 个领域。

3. 健康生存质量表（quality of welbeing scale，QWB）　由 Kaplan 于 1967 年提出，项目覆盖日常生活活动、走动或行动、躯体性功能活动、社会功能活动等方面，较全面。

4. 疾病影响程度量表（sickness impact profile，SIP）　共分 12 个方面，136 个问题，覆盖活动能力、独立能力、情绪行为、警觉行为、饮食、睡眠、休息、家务、文娱活动等方面，用以判断伤病对躯体心理社会健康造成的影响。

5. 生活满意度量表（satisfaction with life scale，SWLS）　有 5 个项目的回答，从 7 个判断中选取一个。对生活满意程度分为 7 级，分别从完全不同意到完全同意，用来评价生活的满意程度。

（四）评定方法

应用标准化量表进行 QOL 评定常采用以下几种方法：

1. 访谈法　通过当面访谈或电话访谈，根据病人主观评价而在量表上进行记录评分。

2. 自我报告　由病人自行在量表上评分，然后交给评估者。

3. 观察法　由评估者按量表项目通过观察病人表现而予以评分。

（五）生活质量评定在康复医学中的应用

QOL 评定主要应用于人群健康状况的评估在资源利用的效益评价，临床疗法及干预措施的比较，治疗方法的选择等医学领域。

QOL 评定目前已广泛地应用于康复医学领域，包括脑卒中、颅脑损伤、脊髓损伤、截肢、小儿脑性瘫痪（脑瘫）等疾病。

（六）生活质量评定的现状与发展趋势

QOL 的研究已达到较高水平，应用很广，几乎涉及人类生活的各个方面。但是，对 QOL 的概念和构成，除 WHO 推荐的定义外，至今尚无一个公认的定义。这在 QOL 评定仍是一个薄弱的环节。

（袁海华）

第三章　康复护理治疗技术

【案例】

病人,女性,3岁,就诊日期2011年5月16日。查体:患儿右侧上下肢肌张力增高,右侧肩关节活动略受限,上肢略屈曲,前臂旋后不充分,喜握拳,拇指内收,右侧骨盆后倾,坐位时重心位于左侧,立位时右侧下肢负重较差,重心于左侧。步行时,由于体重向前移动,髋关节伸展不充分,膝反张。患儿智能发育与同龄儿相比无落后。在确诊为小儿脑瘫痉挛型偏瘫后,康复科医师给予系列康复训练对症治疗。经过1个多月康复训练,患儿异常步态的膝反张症状已明显得到改善。

【分析思考】

1. 根据功能评定结果,康复科医师应拟定哪些康复训练项目?
2. 常用运动疗法的方法及护理要点是什么?

康复护理治疗技术是通过不同的物理、作业和言语治疗等外部刺激方法作用于机体,产生生理效应,从而达到恢复与重建功能。本章主要介绍运动疗法和物理因子疗法、作业疗法、言语康复和康复工程共四大类康复护理治疗技术。

第一节　运 动 疗 法

◎**学习目标**

掌握:运动疗法的分类、特点;常用运动疗法及护理要点。

熟悉:运动疗法的概念、基本原则;运动疗法在康复中的基本作用;运动疗法的临床应用、有氧运动的概念;运动处方的基本内容;计算靶心率的方法。

了解:运动处方的概念、分类和生理学基础。

一、运动疗法的定义

运动疗法(movement therapy)是指由治疗师徒手或借助器械以及病人自身参与的力量,通过主动或被动运动方式,以改善病人全身或局部运动功能的方法,是康复医疗中的一种最积极、主动的治疗方法。

二、运动疗法的分类

（一）按肌肉收缩的方式分类

1. 等长运动　是指肌肉收缩而起止点距离不变,肌张力增高,不产生关节运动,又称等长收缩或静力性收缩。等长运动适用于早期康复,其作用主要是防止肌肉萎缩或促进肌力恢复,如下肢被石膏固定于伸直位时,让病人经常主动收缩股四头肌和臀部的定位收缩;也常用于腰背疼痛病人的肌肉力量训练等,如举重、推墙等。

2. 等张运动 是指肌肉在有阻力的情况下收缩,而肌张力不变,关节产生运动,又称等张收缩或动力性收缩,如肱二头肌收缩(屈肘关节举哑铃的动作)。

(1)向心性运动 肌肉收缩时起止点之间的距离缩短。训练方法如屈肘时肱二头肌收缩,伸膝时股四头肌收缩。

(2)离心性运动 肌肉收缩时起止点之间的距离被动延长,肌纤维长度被拉长,肌肉同时产生较大张力的一种训练方式称为离心性运动。如伸肘时肱二头肌收缩,下蹲时股四头肌收缩等,其作用主要用于控制肢体坠落速度,如外展臂落下时肩外展肌群收缩以使臂部落下变慢,这种收缩方法有助于发展肌力。

3. 等速运动 又称可调节抗阻运动或恒定速度运动,是利用专门设备,来限定肌肉收缩时肢体的运动速度,使受训练的肢体在运动全过程中始终保持角速度相等。其显著特点是运动速度恒定,而阻力可变,不会产生加速运动,阻力与作用的肌力成正比。

(二)按运动用力方式和程度分类

1. 被动运动 是指病人完全不用力,肢体处于放松状态,整个过程全靠外力完成的运动。外力可来自他人或机器,是利用机械力或徒手的方法进行治疗。适用于瘫痪病人,可增强瘫痪肢体的本体感觉,防止肌肉萎缩和关节萎缩。主动关节活动导致明显疼痛的病人也需进行被动活动。

2. 助力运动 是指在外力的辅助下通过病人主动的肌肉收缩来完成的运动。主要适用于肌力1~2级,可使用徒手或滑轮等器械使健肢带动患肢。适用于肌肉萎缩无力、功能暂时丧失和身体虚弱的病人。

3. 主动运动 是指整个运动不需要外力帮助,也不克服外来阻力,由病人自己完成的关节活动。主要适用于肌力≥3级,可进行四肢关节的伸展—屈曲,内收—外展等各种医疗体操的主动训练。适用于恢复期病人,可促进关节囊及其周围组织的血液循环,松懈粘连组织,有利于保持或增加关节活动范围,多次重复训练可改善心肺功能。

4. 抗阻运动 是指病人在肌肉收缩过程中,需克服外来阻力才能完成的运动。主要适用于肌力>3级的病人。抗阻运动的方式有徒手抵抗和器械抵抗两种形式。如拉扩胸器、重锤沙袋、哑铃、弹簧、摩擦力、流体阻力、滑轮装置等。可促进肌力训练和耐力训练,增进肌肉的功能。

三、运动疗法的特点

1. 主动疗法 积极参与,主动治疗。

2. 全身疗法 即局部治疗和全身治疗相结合。以腰痛为例,表面上腰痛为局部性疼痛,但却往往和全身因素有关。

3. 自然疗法 运动疗法多用徒手进行,或仅使用简单的器械,不受时间、地点、设备条件限制,易于学习和推广。

4. 简便易行 不需要特殊的、复杂的、价格昂贵的器械,只需家中某一成员在康复医师的示范、讲解下学习。

四、运动疗法在康复中的基本作用

1. 维持和改善运动器官的形态和功能 增强肌力和耐力。

2. 促进器官的新陈代谢 增强心肺功能。

3. 提高中枢神经系统的调节能力 促进日常生活活动的完善。

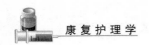

4. **增强内脏器官的代谢能力**　促进糖代谢。

5. **促进代偿功能的形成和发展**　以补偿丧失的功能。

6. **预防和治疗失用综合征**　预防和治疗压疮、肌肉萎缩等。

五、运动疗法的临床应用和训练原则

（一）运动疗法的适应证

1. **神经系统疾病**　脑卒中、颅脑外伤、脊髓损伤或炎症、偏瘫、截瘫、周围神经损伤、脑瘫等。

2. **运动器官疾病**　颈肩腰腿痛、四肢骨折或脱位后、关节炎、肩周炎、脊柱畸形、类风湿关节炎、关节置换术后、截肢后等。

3. **内脏器官疾病**　高血压、冠状动脉粥样硬化性心脏病（冠心病）、慢性阻塞性肺疾病、消化性溃疡等。

4. **代谢障碍性疾病**　糖尿病、高脂血症、肥胖症等。

5. **粘连及瘢痕**　术后粘连、瘢痕增生。

（二）运动疗法的禁忌证

疾病的急性期、发热、严重衰弱、有大出血倾向、剧烈疼痛,运动后加重者、运动中可能发生严重合并症（如动脉瘤、心脏室壁瘤等）。

（三）运动疗法的基本原则

1. **循序渐进**　既要注意量的渐进,也要注意质（方法）的渐进。运动疗法适用于康复后阶段使用。每次练习后以稍感疲劳为度。

2. **持之以恒**　只有持久锻炼才能产生相应的治疗效果。如缺乏主动性,则无法取得治疗效果。

3. **个性化方案**　根据病人病情决定训练的形式,如被动训练、主动—辅助训练和主动训练等。

4. **密切观察病变**　在进行训练的全过程中,应注意观察病人总体状况,注意生命征、活动部分的皮肤温度和颜色改变,以及关节活动度和疼痛等变化。

六、常用运动疗法

（一）关节活动度训练技术

关节活动度是指关节所能达到的活动范围。由于各种原因导致关节周围、纤维组织挛缩与粘连,关节活动范围障碍,影响肢体功能,关节活动度训练的目的是运用多种训练方法增加或维持关节活动范围,提高肢体运动能力。

1. **基本原则**

（1）功能评定　根据病人情况选择决定训练的方法,如被动训练、主动—辅助训练和主动训练等。

（2）体位舒适　确保病人处于正常的身体列线。

（3）无痛　施力不应超过有明显疼痛范围的极限。

（4）要求　固定近端、移动远端,关节依次从远向近活动。

2. **常用训练方法**

（1）主动训练　用主动运动恢复关节活动。常用方法有各种徒手体操、器械练习、下垂摆

动练习和悬吊练习等,悬吊是利用挂钩、绳索、滑轮等简单装置,悬吊肢体进行摆动活动,以减轻肢体的自身重量,类似钟摆样运动(图3-1)。其训练方法包括:①动作宜平稳缓慢,循序渐进,幅度从小至大;②每次操作尽可能达到最大幅度,然后稍加维持,以引起轻度疼痛感为度。每天可练2~4次,每次20~30分钟。

(2)被动训练　由治疗师或病人自己用健肢协助进行。其训练方法包括:①确定顺序,活动从远端关节至近端关节;②挛缩组织的牵张,活动到最大幅度也宜作短时的维持;③活动应缓慢、轻柔,根据疼痛感觉控制用力程度,切忌冲击性和暴力,以免引起软组织的损伤或引起反射性痉挛。

(3)助力训练　由徒手、健肢或通过滑轮装置等对患肢的主动运动施加辅助力量,首先要病人主动发力,外力重点加在运动的终末部分。其训练方法包括:①滑轮练习,是利用滑轮和绳索,通过健侧肢体的活动来帮助或带动患侧肢体的活动,如肩周炎病人可采用上肢滑轮练习(图3-2);②器械练习,是利用杠杆原理,以器械为助力,带动活动受限的关节进行练习。如利用肩关节旋转器、距小腿关节训练器进行训练。

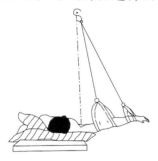

图3-1　悬吊训练

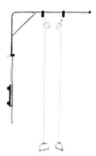

图3-2　滑轮训练

(4)关节松动术　是治疗师在关节活动允许范围内完成的一种针对性很强的手法操作技术。主要通过徒手的被动运动,增加本体反馈功能或减轻关节疼痛。而治疗师则利用较大振幅和低速度的手法,先小幅度后大幅度,或强弱交替被动地活动病人的关节,以达到维持或增加关节活动范围,缓解关节疼痛、肌肉紧张和痉挛的目的。关节松动手法对关节活动过度、关节肿胀、有关节炎症、恶性疾病或骨折未愈的病人禁用。常用手法有摆动、旋转、滑动、牵拉、挤压和滚动等。

(5)牵引疗法　是应用力学中作用力与反作用力的原理,将挛缩关节的近端肢体固定,对其远端肢体进行持续一定时间的器械或电动牵引,通过牵拉作用使其发生一定的分离,从而达到治疗目的的一种方法。

1)适用范围:各种原因所致的关节及关节周围组织挛缩或粘连所致的关节活动度障碍病人。常用于治疗枕颌布托牵引、颈椎牵引、腰椎疾病及四肢关节的功能障碍(见图3-3)。

2)原则:①使挛缩和粘连的纤维组织产生塑性延长,扩大关节活动范围;②使关节间隙增大,达到改善血液循环、减轻神经根受压、牵伸挛缩肌群的目的;③缓解疼痛的治疗技术。

3)训练方法:是在其远端肢体上按需要方向用沙袋进行一定重量的牵引,重量以引起一定的紧张或轻度的疼痛感觉,不引起反射性肌痉挛为度,加热牵引效果更佳,温度一般在37~45℃为宜(见图3-4)。

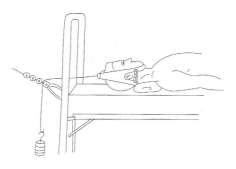

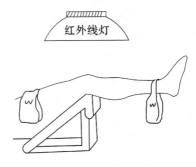

图 3-3　枕颌布托牵引　　　　　　　　图 3-4　加热牵引

3. 康复护理要点　①病人取合适的体位,不得使用粗暴、强力及快速的伸张手法;②固定准备牵引关节的近端,牵引时间为 10～20 分钟,每天 2 次;③施加的外力以有一定的力量而不感到疼痛为宜;④训练后必须迅速进行主动或被动的关节功能锻炼;⑤牵引引起轻微的疼痛是正常反应,如果 24 小时疼痛仍不减轻,说明牵引的强度过大或时间过长;⑥关节内有炎症、近期发生的肌肉韧带损伤、组织内有血肿、近期骨折、神经损伤或神经吻合术后 1 个月内、严重的骨质疏松者禁忌做牵引,以防止关节周围软组织继发性损伤。

（二）增强肌力训练技术

增强肌力训练的目的是运用各种康复训练方法逐步增强肌力,改善肢体运动功能;同时肌力训练具有预防各骨关节疾病疾病及术后肌肉萎缩,可促进肌肉功能恢复。

1. 基本原则

（1）施加阻力原则　使肌力增强。

（2）超常负荷原则　又称过度负荷原则。

（3）训练次数宜多　为达到增强肌力的目的,训练的次数宜多不宜少。

（4）训练至疲劳但不过度疲劳　要有充分时间的训练,应一直进行到出现疲劳感为止。疲劳的表现常为运动速度减慢,运动幅度下降,显著的不协调,或主诉疲乏劳累。出现这些表现即应停止训练。

2. 适用范围　肌肉萎缩无力。

（1）失用性肌肉萎缩　因伤病固定肢体、长期卧床活动少所致的失用性肌肉萎缩。失用性肌肉萎缩是指各种原因所致的长期卧床或制动而造成机体功能障碍。制动及无功能状态所产生的肌原纤维的减少又称失用综合征或制动综合征。完全卧床,肌力每周减少 10%～15%,每日减少 1%～3%。如卧床休息 3～5 周,肌力即可减少一半。

（2）肌肉软弱　骨关节、周围神经病损所致的肌肉软弱。

3. 常用训练方法

（1）肌力 0～1 级　以被动运动为主,同时进行主观努力试图引发瘫痪肌肉的主动收缩。此时病人大脑皮质运动区发放的神经冲动,通过脊髓前角细胞向外周传递,使瘫痪肌肉逐渐恢复功能。

（2）肌力 1 级或 2 级　进行徒手助力肌力训练。

（3）肌力 1～3 级　可采用电刺激疗法、肌电生物反馈训练或消除重力体位下进行练习。

（4）肌力 3 级或以上　进行主动抗重力或抗阻力肌力训练。临床常用的增强肌力的运动训练方法有等长训练、等张训练和等速训练。

在肌力训练过程中,应根据原来肌力水平选择适当的运动方式（见表 3-1）。

表 3-1 不同肌力水平的运动方式

肌力分级	训练方法	常用设备
0～1 级	级被动运动、传递神经冲动训练	电刺激、传递神经
1～2 级	徒手助力和悬吊助力减重训练	肌电生物反馈
3～4 级	主动训练	减重运动器械、常用悬吊架、水疗等
4～5 级	渐进性抗阻训练或加负荷训练	哑铃、沙袋、弹簧、拉扩胸器、拉橡皮筋和滑轮装置等

4. 康复护理要点

（1）选择适宜的训练频率 训练后要有充分的间歇期，以消除肌肉疲劳，但下次训练要在上一次训练的超量恢复期内进行，成为持久疗效。间歇过长则训练无效；间歇过短则易加重肌肉疲劳，甚至劳损。通常肌力练习频度为每天 1 次，训练量应以训练后第 2 天不感到疲劳和疼痛为宜。

（2）选择适当的训练方法 明确训练目的是增强肌肉的瞬间暴发力还是持久耐力，是维持肌力还是增强肌力。强化的目的不同，方法也不同。

（3）注意调节阻力 如施于受训练的肌肉的阻力过大，其他肌肉将会尽量承担这种训练而出现代偿。每次施加的阻力要平稳，非跳动性。

（4）采用抗阻或增加负荷的方法 原则上是加较大负荷，重复较少次数，对增进肌力有利。如所加负荷较小，重复次数较多，则有助于增进肌耐力。

（5）注意心血管反应 用力的等长收缩可使血压显著升高，故有心血管病人不宜过度用力或做闭气的等长抗阻训练。

（6）其他 做好正确详细的训练记录。

（三）耐力训练技术

耐力是指人体在长时间进行工作或运动中克服疲劳的能力。耐力训练包括无氧耐力训练和有氧耐力训练。具体参见本章第一节运动疗法中运动处方有关内容。

（四）呼吸训练技术

呼吸训练是通过各种控制性技术来纠正病人的异常呼吸模式，降低呼吸做功，提高肺泡通气量，从而改善呼吸功能的治疗方法。

1. 常用的呼吸运动 有腹式呼吸、缩唇呼吸和深呼吸。具体参见第四章第五节呼吸功能训练。

2. 腹式呼吸和缩唇呼吸的护理要点

（1）腹式呼吸的护理要点 ①吸气时避免背部过伸；②避免单纯活动腹部和过度换气；③鼓励患者常用膈肌呼吸；④指导患者在任何呼吸困难时，应用膈肌呼吸进行自我调整；⑤严重慢性阻塞性肺气肿患者，膈肌呼吸方式应慎用。

（2）缩唇呼吸的护理要点 ①吸气与呼气比为 1∶2；②避免用力呼气，使胸腔内压增高，从而导致气道的过早闭合。

（五）平衡训练技术

平衡训练是指改善人体平衡功能的训练，用以锻炼本体感受器，刺激姿势反射，适用于治疗神经系统或前庭器官病变所致的平衡功能障碍。利用平衡板、平衡木、大球或滚筒或在窄道上步行、身体移位运动、平衡运动等方式进行训练。

1. 基本原则 从最稳定的体位逐步进展为最不稳定的体位，从静态平衡至动态平衡。

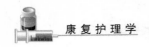

2. 康复护理要点 ①安全性训练由易到难,注意保护,并逐步减少保护,以防跌倒及关节损伤。②支撑面由大到小,身体重心由低到高,先睁眼过渡到闭眼训练,静态平衡到动态平衡训练。

（六）协调训练技术

协调训练技术是以发展神经肌肉协调能力为目的的练习。

1. 基本原则

（1）从简到繁　由单个肢体到多个肢体的联合协调,从对称性协调到不对称性协调训练,从慢速协调到快速协调,从睁眼练习训练到闭眼训练。

（2）强调动作正确　关键在于集中注意力,进行反复正确的练习。

（3）训练切忌过分用力　以免兴奋扩散而加重不协调。

2. 康复护理要点 ①强化协调动作,如可采用作业疗法、竞赛等趣味性方法进行训练。②在运动范围和速度上先做大范围和快速的动作,在熟练后,再做活动范围小、缓慢的动作训练。③操作时切忌过分用力,以免兴奋扩散,加剧不协调。

（七）神经生理学疗法

神经生理学疗法(neurophysiological therapy,NPT)是根据人体神经正常生理发育过程,即由头到脚、由近端到远端的发育过程,运用诱导和抑制的方法,使病人逐步学会如何以正常方式完成日常生活活动的一类康复治疗技术,所以又称易化技术。NPT主要针对脑损伤后的肢体运动障碍。常用的技术如下:

1. Bobath技术　多用于偏瘫病人和脑瘫患儿,所以主要使肌张力正常化和抑制异常的原始反射。通过抑制异常姿势、病理性反射或异常运动模式,尽可能诱发正常运动,最终改善和提高病人日常生活自理能力,从而完成功能性活动,是神经发育技术方式之一。训练方法参见第四章第二节体位与体位转移。

2. Brunnstrom疗法　是指在中枢神经系统损伤初期,利用协同运动等病理运动模式和反射模式作为促进手段,然后再把这些运动模式逐步修整成功能性运动,以恢复运动控制能力的方法。

3. Rood技术　是指利用痛觉、温觉、触觉、本体觉、视觉、听觉、嗅觉等多种感觉刺激方法作用于皮肤、关节等感受器,通过温度刺激、机械性刺激、关节感觉刺激,从而改变肌张力,诱发或协调肌肉活动的技术。

4. 本体感觉神经肌肉促进疗法　是指利用运动觉、姿势感觉等刺激,增强有关神经肌肉反应,促进相应肌肉收缩的训练方法。

（八）运动再学习疗法

运动再学习疗法(motor relearning program,MRP)是指中枢神经系统损伤后,运动功能恢复训练的一种再学习或再训练的治疗方法,常用于脑卒中及其运动障碍的病人。对病人进行再教育,以恢复其运动功能。运动再学习疗法包括7个训练,如上肢功能训练、口面部功能训练、从仰卧到床边坐起训练、坐位平衡训练、站起与坐下训练、站立平衡和步行训练。具体参见《康复护理学实训与学习指导》。

七、运动处方

（一）概述

运动处方是按照运动者的健康状况、性别、年龄、运动史、心肺功能及运动器官的功能状态来判定出适合本人实际需要的运动种类、方法、运动量和注意事项,以便有计划地经常性锻炼,达到健身或治病的目的。

(二)运动处方分类

1. 预防保健运动处方 为预防疾病和提高健康水平而实施的运动处方,其对象为大众群体。

2. 竞技体育中的运动处方 针对不同运动项目及运动个体而制订的运动处方,目的在于提高运动员身体素质及运动技能,其对象主要为运动员。

3. 治疗用运动处方 针对不同疾病、个体及不同的功能预期制订的运动处方,目的在于治疗疾病、提高疗效、促进功能恢复,其主要对象为各种疾病的病人。

(三)制订运动处方的生理学基础

有氧运动是制订运动处方的生理学基础。有氧运动是指人体在氧气充分供应的情况下提供能量的运动,是改善心脏功能的最有效方法之一。有氧运动可以提高机体氧化代谢能力的训练方法,又称耐力运动。根据病人状况,一般建议每周训练3~5次,每次30分钟适量运动。常见的有氧运动项目有医疗步行、快走、慢跑、登山、游泳、上下楼梯、骑自行车、打太极拳、跳健身舞、练习瑜伽、做韵律操等。

(四)运动处方的基本内容

1. 运动项目 主要包括有氧运动、医疗体操、放松训练、矫正性运动及力量型项目。

2. 运动强度 单位时间内的运动量即为运动强度。它是运动处方中关键的因素,直接关系到运动疗效和安全。可按心率、运动后心肌出现缺血变化及代谢当量等来确定。心率预测是确定运动治疗强度的可靠指标。为了获得最佳效果,并保证安全的运动心率,可计算出病人的最大心率,最大心率是运动时最大运动强度时的心率,达最大功能的60%~80%时的心率为靶心率(THR),它是判断有氧运动的重要依据。有条件时最好通过运动试验确定靶心率,常用活动平板和功率自行车,可通过THR的计算方法得出:①年龄推算公式,最大心率=220-年龄,靶心率=(220-年龄)×(0.6~0.8);②简化式,靶心率=180(或170)-年龄(岁),其中60岁以上或体质较差的用170-年龄。180适用于年龄较小(60岁以下)、无明确心血管系统疾病的病人。按症状限制心电运动试验中停止运动时所获得的最高心率,取其70%~80%的值为THR。

3. 运动持续时间 除去准备活动和整理活动外,运动持续时间为15分钟至1小时,一般为20~30分钟。具体时间可因受试者自身情况确定。

4. 运动频率 频度是指每周、每天进行运动治疗的次数。小强度运动量每天1次,大强度运动量隔天1次,以每周3~4次为宜,如果间隔超过3天,运动效果的累积作用就会消失,影响训练效果。

5. 注意事项

(1)制订要个体化 参加锻炼前,特别是有氧运动,要注意心血管功能和运动器官的检查。

(2)掌握好适应证 运动处方因人而异,如心脏病和高血压的病人应该以主动运动为主。

(3)循序渐进 内容由少到多,程度由易到难,运动量由小到大,使病人逐渐适应。

(4)持之以恒 坚持治疗才能有效果,切忌操之过急或中途停止。

(5)及时调整 训练中如出现不适,应终止活动;实施过程中要定时评定,及时调整处方,然后继续实施,再评定,再实施,直至达到预定目标。

(黄 毅 黄 杰)

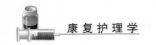

第二节　物理因子疗法

◉ **学习目标**

掌握:物理因子疗法的概念、护理要点。

了解:电疗法、光疗法、超声波疗法、磁疗法、冷疗法及水疗法。

物理因子疗法是应用光、电、声、磁、热、冷、机械等物理因子作用于机体,引起机体内一系列生物学效应,达到治疗、康复和预防疾病的治疗方法。物理因子具有抗感染、镇痛、镇静、改善血液循环、调节自主神经及内脏功能、松解粘连及软化瘢痕、杀菌、治癌等作用,适用于各种运动障碍、急慢性疼痛、急慢性炎症、血液循环障碍和各种外伤与疾病产生的肿胀、愈合不良、瘢痕、肌肉萎缩等病症。

一、电疗法

电疗法(electrotherapy)是指应用电治疗疾病的方法。根据所采用电流频率的不同,电疗法通常分为直流电疗法、低频电疗法、中频电疗法、高频电疗法等,常用的电疗法如下:

(一)直流电及直流电药物离子导入疗法

直流电是电流方向不随时间而变化的电流。以直流电治疗疾病的方法称为直流电疗法;借助直流电将药物离子导入人体以治疗疾病的方法称为直流电药物离子导入疗法。

1. 治疗作用　直流电疗法具有镇静、止痛、抗感染,促进神经再生和骨折愈合,调整神经系统和内脏功能,调整肌张力等作用;直流电药物离子导入疗法既具有直流电的治疗作用,又具有药物的治疗作用。

2. 适应证与禁忌证　适应证主要有神经炎、神经损伤、慢性溃疡、伤口和窦道、瘢痕粘连、角膜浑浊、虹膜睫状体炎、高血压和冠心病等。禁忌证包括急性湿疹、出血倾向疾病、恶病质、心力衰竭、对直流电过敏、高热、昏迷、局部植入金属异物、安置心脏起搏器等。

3. 护理要点　①治疗前告知病人正常感觉和异常感觉的情况,检查皮肤的完整性;治疗中密切观察、主动询问病人的感觉;治疗后衬垫要清洗、煮沸、消毒。②正极下皮肤含水量减少,皮肤干燥,治疗后局部应用润肤剂。③对于皮肤过敏病人,应慎用离子导入疗法或应用后在局部应用抗过敏药物。

(二)低频电疗法

低频电疗法是指应用频率在1000 Hz以下的脉冲电流治疗疾病的方法。常用的低频电疗法有经皮神经电刺激疗法、神经肌肉电刺激疗法和功能性电刺激疗法。

1. 治疗作用　低频电疗法有兴奋神经肌肉组织、促进局部血液循环和镇痛等作用。

2. 适应证与禁忌证　适应证主要有各种急慢性疼痛(包括神经痛、头痛、关节痛、肌痛、术后伤口痛、残肢痛、幻痛、癌痛等)、慢性溃疡、中枢性瘫痪后感觉运动功能障碍等。禁忌证包括有出血倾向性疾病、恶性肿瘤、局部植入金属异物、颈动脉窦、孕妇下腹及腰骶部、头颈部、认知障碍等。

3. 护理要点　①治疗前告知病人应有的感觉,治疗中密切注意病人状态。②治疗部位如有创伤应停止该项治疗。

（三）中频电疗法

中频电疗法是指应用频率为 1～100 kHz 的电流治疗疾病的方法。

1. 等幅中频电疗法 应用频率为 1～20 kHz 等幅正弦电流，又称音频电疗法。

（1）治疗作用 中频电疗法有消散硬结、软化瘢痕、松解粘连、改善局部组织血液循环、促进炎症吸收、镇痛等作用。

（2）适应证与禁忌证 适应证主要有各种软组织创伤性疼痛、肩周炎、肌肉酸痛、神经炎、皮神经卡压性疼痛、各种内脏疾患等（胃痉挛、尿路结石、肠功能紊乱、肠痉挛、胃下垂、习惯性便秘等）。禁忌证包括急性炎症病灶、深静脉血栓形成、安置心脏起搏器、孕妇下腹部、心脏部位、有出血倾向、结核病灶、恶性肿瘤等。

2. 调制中频电疗法 由低频电流调制的中频电流，称为调制中频电流，又称脉冲中频电疗法。

（1）治疗作用 调制中频电流具有低频电与中频电两种电流的特点。具有镇痛、促进血液循环和淋巴回流、提高平滑肌张力、调节自主神经功能等作用。

（2）适应证与禁忌证 适应证主要有颈椎病、关节炎、扭挫伤、肠功能紊乱、术后肠粘连、胃下垂、尿潴留、骨折延迟愈合等。禁忌证与等幅中频电疗法相同。

3. 干扰电疗法 同时使用两组频率相差 0～100 Hz 的中频正弦电流形成干扰电场，利用干扰电场治疗疾病的方法称为干扰电疗法。

（1）治疗作用 干扰电疗法具有镇痛、改善周围血液循环、改善运动神经、锻炼骨骼肌、提高平滑肌张力、改善内脏功能、加速骨折愈合等作用。

（2）适应证与禁忌证 同调制中频电疗法。

4. 护理要点 同低频电疗法。

（四）高频电疗法

高频电疗法是指应用频率大于 100 Hz 的高频电流治疗疾病的方法，长波、中波、短波、超短波、微波 5 个波段，临床上广泛应用的是短波和超短波。

1. 短波疗法 短波波长 10～100 m，频率 3～30 MHz，有连续短波和脉冲短波之分。

（1）治疗作用 短波疗法有改善血液循环、镇痛、缓解肌肉痉挛等作用。

（2）适应证与禁忌证 适应证主要有关节炎、扭挫伤、神经痛、胃十二指肠溃疡等；禁忌证包括恶性肿瘤（高热与放疗、化疗综合治疗时除外）、活动性结核、出血倾向、局部植入金属异物、安置心脏起搏器、妊娠等。

2. 超短波疗法 超短波波长 1～10 m，频率 30～300 MHz。

（1）治疗作用 超短波具有控制急性炎症、提高免疫力、镇痛、促进组织再生等作用。

（2）适应证与禁忌证 适应证主要有五官、内脏的急性感染，急性扭挫伤，神经痛，急性肾衰竭等。禁忌证同短波疗法。

3. 护理要点 ①操作时避免接触金属物，保持治疗部位干燥，贴身不能穿尼龙或化纤衣物。②女性月经期不宜进行下腹部的治疗，发热、治疗部位皮肤不完整病人不宜治疗。③治疗中密切观察病人，随时询问病人感觉。

二、光疗法

光疗法是指应用人工光源或日光辐射治疗疾病的方法。临床常用方法包括红外线疗法和紫外线疗法。

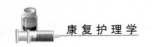

（一）红外线疗法

红外线疗法通过红外线辐射作用于人体组织产生温热效应,故又称辐射热疗法。

1. 治疗作用　红外线疗法具有改善组织血液循环、增强组织营养、促进水肿吸收、炎症消散、镇痛、解痉等作用。

2. 适应证与禁忌证　适应证主要包括各种软组织扭挫伤恢复期、肌纤维组织炎、关节炎、神经痛、慢性溃疡、压疮、烧伤、冻伤、肌痉挛、关节纤维性挛缩等。禁忌证包括恶性肿瘤、高热、有出血倾向、急性扭伤早期、急性化脓性炎症、活动性结核等。

3. 护理要点　①红外线照射头面部或上胸部时,应佩戴深色防护眼镜。②急性创伤24～48小时内局部不宜用红外线照射。③植皮术后、新鲜瘢痕处、感觉障碍者需注意照射距离,以防烫伤。

（二）紫外线疗法

紫外线作用于人体组织后主要产生光化学效应。紫外线可分为长波紫外线、中波紫外线和短波紫外线。

1. 治疗作用　紫外线疗法具有杀菌、镇痛、抗感染、脱敏、促进维生素 D_3 的形成、调节机体免疫功能、促进组织再生、光致敏等作用。

2. 适应证与禁忌证　适应证主要包括较表浅组织的化脓性炎症、关节炎、佝偻病、软骨病、静脉炎、急性坐骨神经痛、急性关节炎、急性支气管炎、肺炎、支气管哮喘、体腔炎症(如外耳道、鼻、咽等腔道感染)、免疫功能低下等。禁忌证包括器官衰竭、急性湿疹、出血倾向、结核病活动期、日光性皮炎、光敏性疾病、系统性红斑狼疮、应用光敏药物等。

3. 护理要点　①照射时应佩戴眼罩,以免发生电光性眼炎。②严密遮盖非照射部位,以免超面积、超量照射。③注意环境通风。

三、超声波疗法

超声波疗法是指应用频率超过 20 kHz 的声波治疗疾病的方法。

1. 治疗作用　超声波具有镇痛,解痉,改善组织营养,促进水肿,松解粘连、挛缩,软化瘢痕,加速骨痂的生长愈合等作用。

2. 适应证与禁忌证　适应证主要包括软组织损伤、关节纤维性挛缩、瘢痕增生、骨关节炎、压疮、坐骨神经痛等。禁忌证包括恶性肿瘤、急性炎症、出血倾向、孕妇腰腹部、小儿骨骺部等。

3. 护理要点　①治疗前告知病人治疗的正常感觉。②密切观察病人状况。③体温38℃以上者,应暂时停止治疗。④局部皮肤有破损应停止治疗。

四、磁疗法

磁疗法是应用磁场作用于人体治疗疾病的方法。

1. 治疗作用　磁疗具有镇痛、镇静、消肿、抗感染、降压、软化瘢痕与松解粘连、促进骨痂生长等作用。

2. 适应证与禁忌证　适应证主要包括软组织的扭挫伤、血肿、关节炎、高血压、颈椎病、支气管炎、神经衰弱等。禁忌证主要有出血倾向、高热、妊娠、心力衰竭、极度虚弱、皮肤溃疡、安置心脏起搏器等。

3. 护理要点　①密切观察病人状况,如出现磁疗不良反应(恶心、头痛、心悸、局部皮肤过敏等)应立即停止治疗。②采用小剂量开始,根据病人反应,适当加大剂量。

五、冷疗法

冷疗法是应用低于体温与周围空气温度,但在0℃以上的低温治疗疾病的方法。

1. 治疗作用 具有镇痛、减轻或防止渗出、解除痉挛、降低局部组织代谢的作用。

2. 适应证与禁忌证 适应证主要包括高热、中暑、脑损伤和脑缺氧、软组织损伤早期、出血等。禁忌证包括动脉血栓、血管炎、皮肤感觉障碍、雷诺病、动脉硬化、系统性红斑狼疮等。

3. 护理要点 ①严格掌握冷疗的时间和温度,以免冻伤。②注意观察病人状况,如出现潮红、局部瘙痒、荨麻疹、血压下降、虚脱等现象应停止治疗。

六、水疗法

水疗法是应用水的温度、静压、浮力及所含成分,作用于人体来防治疾病方法。

1. 治疗作用 具有温度、机械和化学等治疗作用。

2. 适应证与禁忌证 适应证主要包括脊髓不全损伤、肩—手综合征、脑血管意外偏瘫、肌营养不良、骨折后遗症、骨性关节炎、强直性脊柱炎、肥胖、疲劳、神经衰弱等。禁忌证包括精神意识紊乱,传染病,呼吸道感染,心、肺、肝、肾功能不全,皮肤破溃,月经期,大小便失禁,过度疲劳等。

3. 护理要点 ①水疗不宜在饥饿或饱餐后1小时内进行,且水疗前应排空大小便。②全身浸浴或水下运动时应密切观察病人,防止溺水。③治疗后应注意保暖,适当饮水。

第三节 作 业 疗 法

◎学习目标

掌握:作业疗法的方法和选择。

熟悉:作业疗法的作用和特点。

了解:作业疗法的定义、分类、工作流程、常用设备和临床应用。

一、作业疗法的定义

作业疗法(occupational therapy,OT)是指在对病人伤残情况进行全面评价后,有目的、有针对性地从日常生活活动、认知活动、职业劳动、娱乐休闲中选择的作业活动,指导病人进行训练,以恢复和改善其躯体、精神、社会等方面的功能为目的的一种治疗技术。它是一项重要的康复医疗手段,是康复治疗中重要的组成部分。

二、作业疗法的分类

随着康复医学的不断发展,作业疗法的分类方式也有多种。

1. 按作业疗法的内容分类 木工作业、电器作业、编织作业、制陶作业、手工艺作业、日常生活活动训练、文书类作业、园艺作业、治疗性游戏、计算机操作等。

2. 按作业疗法目的和作用分类 用于减轻疼痛的作业、增强肌力的作业、改善关节活动度的作业、增强耐力的作业、提高生活活动能力的作业、改善整体功能的作业等。

3. 按作业疗法对象分类 小儿作业、老年人作业、精神与心理疾病作业等。

4. 按作业疗法实际要求分类

(1)维持基本日常生活的作业 如穿衣、进食、如厕、行走等。

(2)职业技能性作业 如缝纫、编织、刺绣、园艺、木工、陶器等作业活动。

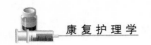

（3）文娱与游戏性作业　如集邮、听音乐、看电视、下棋、弹琴、玩游戏等。

（4）康复辅助器具的使用训练　如矫形器、假肢、助行器、轮椅的使用训练。

5. 按治疗的内容分类　日常生活活动训练、文体治疗、自助具及矫形器和假肢训练等。

三、作业疗法的特点

1. 具有目的性　针对病人不同情况，有目的地选择活动，有针对性地克服或改善病人存在的躯体、心理及社会功能障碍的作业训练。

2. 发挥病人自身能力　作业活动中需要激发病人的积极性，充分地发挥其躯体、心理、情绪和认知等多方面作用，提高作业活动效果。

3. 循序渐进　根据病人情况，对于作业训练的项目可从活动强度、时间、完成活动的方式等多方面进行调节，遵循循序渐进的原则，调动病人的积极性。

四、作业疗法的治疗作用

1. 促进机体功能的恢复　通过认知和感知作业的训练，提高病人的定向力、记忆力、注意力和思维能力等；通过改善躯体感觉和运动功能的作业训练，增强病人的肌力、耐力和关节活动范围，改善运动协调性与平衡能力。减轻疼痛，促进手精细活动功能的恢复等。

2. 促进参与功能最大程度的发挥　通过训练并安装假肢等，促使参与功能最大程度地发挥。同时还可预防肌肉萎缩、预防畸形的发生等。

3. 改善心理状态　通过作业活动可以在心理上增强病人的独立感，提高生活的自信心，调节情绪，培养兴趣爱好；增进病人的人际交往能力，培养病人参与社会和重返社会的意识。

4. 提高生活自理能力　通过生活活动自理能力及自助器具使用能力的训练，可提高病人自行活动能力和自我管理能力，为病人参与社会活动和重返社会打下基础。

5. 促进工作能力的恢复　通过一些职业性作业的活动，可帮助病人恢复一定的工作能力。

6. 就业前功能评估　帮助病人确定合适的工作，增加就业机会。

五、作业疗法的方法和选择

1. 日常生活活动

（1）基本日常生活活动　是最基本的生存活动技能。根据病人的具体情况，指导和训练病人一些日常生活活动技巧和方法。包括活动（如床上活动、轮椅转移、室内外行走）、自我照顾（如穿衣、进食、如厕、个人卫生）和交流（如阅读、写字、打电话）等。

（2）工具性日常生活活动　是为使病人提高生活能力和社会能力的训练，多使用工具，如家务劳动（如做饭、洗衣、打扫卫生等）、社会生活技巧（如购物、使用公共交通工具等）、个人健康保健（就医、服药等）、环境设施及工具的使用（如打电话，使用水龙头、冰箱、微波炉）等。

2. 文娱与游戏活动

（1）成品创作作业　如书画、手工艺、编织、园艺等。

（2）陶冶情操作业　如欣赏音乐，观看舞蹈、电视，演奏乐器等。

（3）增加乐趣与交往作业　如下棋、打扑克、打麻将、打保龄球、打羽毛球、跳绳等。

3. 职业技能训练

（1）木工作业　如锯木、刨木、砂磨、锤钉等。

（2）纺织作业　利用纺织机，将平行排列的经线与与之垂直的纬线纺织成成品的过程。

（3）黏土作业　如调和黏土、黏土塑形以及着色等。

（4）办公室作业 如书写、珠算、操作计算机等。

六、作业疗法的工作流程

1. 收集资料 收集病人一般资料,如性别、年龄、病史、用药情况、社会经历等,对病人有一初步了解。

2. 分析、评价 将上述收集的资料进行全面的分析与评价,确定需要解决的问题。

3. 确定目标 根据分析评价结果,确定作业疗法目标。

4. 制订措施 对每一分期目标提出具体的作业疗法方法。

5. 调整方案 对病人进行作业疗法,根据病人的治疗效果随时调整治疗方法。

6. 检查与评定 定期对病人进行检查与评定。

七、作业疗法的临床应用

1. 伤残导致的功能障碍 如骨折、截肢、颅脑损伤、脊髓损伤、关节损伤等。

2. 神经肌肉系统损伤 如脑卒中、脑瘫、痴呆、周围神经损伤、截瘫、脊髓灰质炎后遗症等。

3. 骨关节系统疾病 如风湿性关节炎、强直性脊柱炎、退行性骨关节炎等。

4. 其他 如肺源性心脏病、冠心病、糖尿病等。

八、作业疗法的常用设备

1. 治疗用器械 包括站立台、砂板磨、可调式 OT 桌、滚筒、木钉板、手指功能训练器、握力计、认知功能评价及训练用具等。

2. 治疗用游戏用品 包括各种球（大橡胶球、篮球等）、套圈、各种棋类等。

3. 自助具和矫形器 包括各种日常生活活动自助具、各种支具（腕、手、肘、肩支具或矫形器）、手夹板制作工具及材料等。

4. 作业活动用具 包括皮革工艺用具及材料、雕刻用工具及材料、铜板作业用工具及材料、木工用工具及材料、陶艺用工具及材料、毛衣编织机、毛线、书法、绘画用工具及材料等。

5. 日常生活活动能力训练用具 包括座便器、浴盆、炊事用具及材料、扫除用具、洗衣机、电话等。

第四节 言语障碍及其治疗

◉学习目标

掌握:失语症的康复和吞咽障碍的康复。

熟悉:言语障碍的分类、常用方法。

了解:言语障碍的康复原则、基本训练内容、影响因素。

一、言语障碍的分类

言语障碍是指口语、书面语、手势语等言语交流能力的缺陷。主要包括听觉障碍、失语症、构音障碍及其他障碍。

1. 听觉障碍 主要包括获得语言前听觉障碍和获得语言后听觉障碍。获得语言前听觉障碍是指在获得语言的最佳年龄以前出现的听觉障碍,病人不能通过听声音而感知语言信号。此类病人若双侧听觉障碍,则可产生继发性构音障碍,几乎不能与周围的人进行听说交流,出现明显

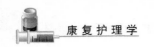

的语言能力降低、词汇不足、组词不能,文字语言的学习和交流能力受到影响。获得语言后听觉障碍是指病人在掌握语言交流后出现的听觉障碍,病人不能通过听声音感知已掌握的言语信号。此类病人若双侧出现听觉障碍,可出现继发性构音障碍,出现若干音的扭曲、声音大小调整困难等,但尚可表达。

2. 失语症

(1)Broca 失语　又称运动性失语。主要特点为明显的口语表达障碍,呈现典型的非流利性口语,表现为语量少、说话费力、电报式语言,有复述障碍,听理解相对保留。

(2)Wernicke 失语　又称感觉性失语。主要特点为自发谈话时呈现典型的流利性口语、语量较多、滔滔不绝,但缺乏实质性词或有意义词,大量的错语,难以表达一定的意思。谈话不费力,句子不断,发音及语调基本正常。听理解明显障碍,病人对自己和别人讲的话不理解,答非所问。复述障碍,常错语复述。

(3)传导性失语　主要表现为自发表达为流利性口语,大量错语,说话不费力,可稍自发表达出某些正确含义的短句。听理解有障碍,但不严重,复述障碍,病人不能复述出自发谈话时较易说出的词或句子,多以错语代替。

(4)经皮质运动性失语　主要表现为自发谈话时呈现非流利性口语,自发谈话以启动和扩展困难、口吃为特点,自发谈话停顿多,语量少。听理解轻度障碍,复述较好。

(5)经皮质感觉性失语　主要表现为自发谈话时呈现流利性口语,有明显的错语和新语,语量多,滔滔不绝,但词不达意,听理解明显障碍,复述好。

(6)经皮质混合性失语　主要表现为自发谈话时呈现非流利性口语,自发语言少,听理解明显障碍,复述短语,但不能复述长复杂句。

(7)完全性失语　所有语言功能均严重障碍或几乎完全丧失。

(8)命名性失语　唯一的语言障碍是找不到恰当的词来命名物体。

3. 构音障碍

(1)运动性构音障碍　是指由于参与构音的器官,如肺、声带、软腭、舌等肌肉系统或相应的神经系统疾病所导致的构音障碍。

(2)器质性构音障碍　是指构音器官形态异常或功能障碍。如腭裂、唇裂等。

4. 其他障碍　如小儿语言发育迟缓、纯词聋、记忆力障碍等。

二、言语障碍的康复原则

1. 早期介入　早期发现是关键。言语治疗开始得愈早愈好,在病人意识清楚、病情稳定,能够耐受集中训练30分钟时就可以开始言语矫治。

2. 及时评定　治疗前应进行全面的言语功能评定,了解障碍的类型及其程度,使治疗有针对性。治疗过程中要定期评定,根据评定结果及时调整治疗方案。

3. 渐进性　言语训练应由简单到复杂。如果听、说、读、写等功能均有障碍,治疗应从提供听理解开始,重点应放在口语的训练上。

4. 强化正确反应　坚定病人信心,避免直接纠正错误,而是提供正确答案或继续进行下一个刺激。

5. 良好的医患关系　言语治疗是训练者与被训练者之间的双向交流过程,治疗时间漫长,治疗期间应建立相互信任的医患关系,鼓励病人主动参与。

6. 形式多样化　选择集体治疗、个别治疗或家庭治疗等形式。根据病人的情况设计多样化训练方式,提高训练的趣味性。

三、言语障碍康复的影响因素

1. 疾病性质　外伤性言语障碍的病人其预后可能较血管性疾病和肿瘤所导致的言语障碍预后好,病变范围越大,言语障碍越严重,其预后就越差。

2. 利手　左利手的病人有较多的能力是大脑双侧半球共同完成的,可能脑受损后言语功能重建功能较右利手病人好,故可能获得更好的言语康复效果。

3. 智力及文化程度　病人的智力及文化程度较高者会有较多的智力资源,可以重建新的功能系统,能获得较好的言语康复效果。

4. 康复介入时机　早期康复介入效果较好,一般在发病2个月内开始康复治疗最好。

5. 其他　环境条件、康复参与意识、心理状况等因素也会影响言语康复的效果。

四、言语障碍治疗的常用方法

1. 发音器官锻炼　如舌运动(舌向前伸出、舌向左右侧运动、卷舌、舌在口内旋转等),以克服舌尖、舌根运动不灵活;鼓气练习;声带震动练习。

2. 言语训练　指出某一语言的发音部位,示教口形,令病人模仿;发出正确语音令病人模仿;从语音检查中查出病人难发的音和容易发错的音,耐心矫正,可用音素分解法和拼音法进行训练。

3. 说出物品名称训练　以日常生活用小物品或图画逐一提问,病人不知如何回答时,给予指导,令其模仿说出该物名称,反复练习。

4. 用语练习　纠正错误语言,耐心教导日常用语,可通过问答进行训练。

5. 读字练习　出示简繁不等的字词卡片,可引导病人读出该字词的音。

6. 会话练习　进行日常生活简短对话,训练听说能力,给予语言刺激,引起病人反应,在会话过程中注意纠正语音、词汇及语法上的错误。

7. 衔接性训练　让病人听常用句的前半句,令其说出后半句。

8. 读写训练　让失读病人读字,让失写病人听写、抄写、默写。

9. 阅读练习　读报纸标题或文章小段落,注意纠正错误语音,改善流畅度。

五、言语障碍治疗的基本训练内容

1. 积累基本词汇　词汇是语言的基础,基本词汇又是生活中最常见的、语言中使用最频繁的、能够构造新词和词组的词汇。因此帮助病人理解、掌握基本词汇是语言训练的基础内容,也是最先进行的内容。

2. 对话能力的培养　对话是人们日常生活最基本的、最常用的交往形式。因此要病人逐步听懂、理解并准确回答别人的提问;逐步能够提出问题,并听懂、理解别人的解释;逐步学会与人进行交谈、交涉及讨论等。

3. 阅读能力的培养　阅读是扩大知识面、丰富语言、发展思维、想象力重要途径。通过阅读手段帮助病人进行语言的学习是较好的方法。

六、失语症的康复

失语症康复治疗的过程是言语再学习和言语再训练的过程,首先应改善对言语的输入过程,包括听觉输入和视觉输入,然后才是语言的表达训练。

1. 口型训练

(1)发音动作模仿　让病人模仿医护人员的口腔发音动作,对照镜子纠正错误口腔动作。

（2）发音模仿　病人模仿医护人员发音,包括汉语拼音的声母、韵母和4种声调。

（3）进行指导　医护人员画出口型图,指导病人舌、唇、齿的位置以及气流方向和大小。

2. 听理解训练

（1）语词听觉辨认　医护人员出示一定数量的实物、图片、字词卡片,让病人指认。首先由简单的单词指认开始,然后逐渐增加难度。如病人单词听理解能力正常或接近正常时,即可进行语句理解训练。

（2）执行命令　出示一定数量的实物、图片,医护人员发出指令,让病人完成简单动作。把一定数量的物品或图片放在病人面前,让其完成简单的指令,如"把杯子拿起来"。逐渐增加信息成分,使指令逐渐复杂。

（3）记忆训练　让病人在一定的时间内记住一定数量的实物、图片,然后把实物和图片拿走,间隔一定时间后,再让病人回忆刚才出示的实物和图片。逐渐增加难度。

（4）注意力训练　出示一定数量的物体,让病人注意此物体,然后几种物体更换位置,让病人找出这种物体。可逐渐增加难度。

3. 阅读理解训练

（1）字词句理解训练

1）视觉认知训练:将一组图片摆在病人面前,让病人看过后,进行图片与文字匹配。

2）听觉认知训练:将一组图片摆在病人面前,病人听医护人员读一个词后指出相应的字卡、图片。

3）语词理解训练:医护人员说明卡片内容,让病人指出情景画,进行语句与图画匹配。

（2）短文理解训练　阅读短文后,让病人在多选题中选出正确答案。

4. 口语表达训练

（1）复述训练　从单词水平开始,逐渐过渡到句子、短文。随着病人的能力增强,逐渐增加训练难度。

（2）命名训练　按照单词、短句、长句的顺序进行,给病人出示一组卡片或实物进行提问,让病人说出物品的名称。如给病人出示一张带有一个杯子的图片,问:"这是什么?""它是做什么用的?"等内容的反复训练。

（3）朗读训练　出示单词、句子、短文卡,让病人出声读出。如不能进行,由医护人员反复读给病人听,然后鼓励病人一起朗读,最后让其自己朗读。由慢速逐渐接近正常。

（4）旋律吟诵训练　鼓励引导病人唱出自己熟悉的歌曲、旋律或吟诵自己熟悉喜欢的诗歌。

（5）自发口语练习　将有关行为动作的画片让病人看后,用口语说明,描述图中的活动;或看情景画让病人自由叙述;与病人进行谈话,让病人回答自身、家庭及日常生活中的问题等。逐渐增加句子的长度和复杂性,同时要注意进行声调和语调的训练。

5. 书写训练　包括抄写、随意书写、默写和自发书写阶段。让病人抄写字、词、句子;让病人看动作图片,写出叙述图片的短句;让病人看情境图片,根据图片写出叙述短文;让病人写信、记日记、写文章等。

6. 计算力训练　让病人计算一些简单的算术题,逐渐增加难度。

7. 辅助疗法　针灸或药物等治疗。

失语症病人如果经过系统的言语治疗,言语功能仍然没有明显的改善,则应考虑进行实用交流能力的训练,使言语障碍的病人最大程度地利用其残存的能力,使用最有效的交流方式,促进日常生活必须交流功能的恢复。常用方法有以下 3 种：①PACE 技术，是目前国际上最得到公认的实用交流训练法之一。训练中，使病人尽量调动自己的一切残存能力，以获得实用化的交流技能。如将一叠图片正面向下扣置于桌上，治疗师与病人交替摸取，不让对方看见自己手中图片的内容。然后双方运用各种表达方式（如手势语、呼名、指物、绘画等）将信息传递给对方，接收者通过重复确认、猜测、反复提问等方式进行适当反馈。②手势语训练，手势语不单指手的动作，还应包括有头、四肢及躯干的动作。训练可以从习惯用的手势语开始，例如使用点头、摇头表达是或不是等。③交流板或交流手册的使用训练，适用于口语及书写交流都很困难，但有一定的文字及图画的认知能力的病人。通过病人指出字、图片、照片上的字或图来表明自己的意图。④画图，可利用画图来进行交流。⑤电脑装置设备，包括发音器、电脑说话器等。

七、吞咽障碍的康复

吞咽障碍（dysphagia）是由于多种原因导致食物不能经口腔进入到胃中的现象，表现为液体或固体食物进入口腔、吞咽过程障碍或吞咽时发生呛咳或哽噎、脑外伤等病病人。吞咽障碍的康复是针对吞咽障碍病人的主要功能异常，通过循序渐进的方式进行康复训练的方法。具体训练方法参见第四章第七节吞咽训练。

（张立峰）

第五节　康复工程在康复护理中的应用

◉学习目标

　　掌握：轮椅的选择、轮椅使用的训练；助行器的选择、使用和护理。
　　熟悉：普通轮椅的结构、使用轮椅的护理；自助具的分类和用途。
　　了解：常用矫形器和假肢在使用中的康复护理要点。

采用现代先进的工程和技术来替代或补偿减退与丧失的功能，矫正畸形，预防功能进一步退化的工程学称为康复工程（rehabilitation engineering）。康复工程是工程技术人员在全面康复和有关工程理论指导下，与各个康复领域的康复工作者、病人家属密切合作，以各种工艺技术为手段，帮助病人最大程度地开发潜能，恢复其独立生活、学习、工作、回归社会、参与社会能力的科学。康复工程是利用工程学的手段（假肢、矫形器、助行器等）代偿、弥补病人功能的不足，并为病人能最大程度地实现生活自理，回归社会创造条件。本节主要介绍矫形器、假肢、轮椅、助行器和自助具。

一、矫形器

矫形器是装配于人体外部，作用于人体躯干、四肢、踝骨等部位，通过力的作用，以预防、矫正畸形，增强其正常支持能力，以治疗骨关节及神经肌肉疾患，补偿其功能的器械。

（一）使用目的

1. 保护关节　通过固定病变肢体和关节来纠正畸形和恢复功能来达到固定和保护作用，如骨折后矫形器的固定。

2. 限制异常活动　通过限制关节异常活动，保持关节稳定性，支持关节承重，发挥良好运动功能。

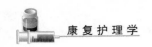

3. 矫正、预防变形 因软组织病变及肌力不平衡引起骨关节畸形,可通过矫形器矫正、预防畸形。

4. 减少负重 矫形器可以部分承担体重,减轻肢体或躯体负荷,如坐骨负重矫形器,可使下肢免除负重,恢复行走功能。

（二）分类

根据安装部位分为上肢矫形器、下肢矫形器和脊柱矫形器三大类。

1. 上肢矫形器(upper extremity orthosis) 根据功能分为固定性(静止性)和功能性(可动性)两大类。固定性上肢矫形器没有运动装置,用于固定、支持、制动。功能性上肢矫形器有运动装置,可允许肢体活动或控制、帮助肢体运动。上肢矫形器的使用目的是保持肢体于功能位,提供牵引力以防止关节挛缩,预防或矫正上肢畸形,补偿上肢肌肉失去的力量以及辅助无力肢体运动或替代手的功能。上肢矫形器包括手部矫形器、腕关节矫形器、肘关节矫形器、肩关节矫形器等。

2. 下肢矫形器(lower extremity orthosis) 主要作用是支撑体重,辅助或替代肢体功能,限制下肢关节不必要的活动,保持下肢稳定,改善站立和步行时姿态,预防和矫正畸形。下肢矫形器包括踝足矫形器、膝关节矫形器、髋关节矫形器等。选用下肢矫形器必须注意穿戴后对肢体没有明显的压迫,对下肢有水肿的病人矫形器不宜紧贴皮肤。

3. 脊柱矫形器(spinal orthosis) 主要用于固定和保护脊柱,矫正脊柱的异常力学关系,减轻躯干的局部疼痛,保护病变部位免受进一步的损伤,支持麻痹的肌肉,预防、矫正畸形,通过对躯干的支持、运动限制和对脊柱对线的再调整达到矫治脊柱疾患的目的。脊柱矫形器包括头颈部矫形器、颈部矫形器、颈胸部矫形器、颈胸腰骶部矫形器、胸腰骶部矫形器及腰骶部矫形器。

（三）矫形器在临床中的作用

在医学上,外固定是作为治疗骨关节及神经肌肉疾患的一种方法,有它最佳的作用和相对应的指征。

1. 矫形器在外固定使用的优点

（1）迅速外固定骨折 能为骨折迅速提供良好的外固定,辅助治疗及手术外固定。能迅速将骨折固定,有利于减轻疼痛、减少失血和便于搬动病人做必要的检查或立即进行手术,以控制威胁病人生命的有关损伤。

（2）便于观察和处理伤口 便于观察和处理伤口而不干扰骨折复位固定。对有骨折缺损的病人,在伤口感染控制后可旋行开放性自体松质移植。

（3）可调性程度 矫形器在骨折外固定的程度具有可调性,可随着骨折的愈合进行调整。

（4）对骨旋力灵活 现代外固定对骨旋力灵活,可根据骨折类型对骨折旋行断端间轴加压或给予横向力固定、牵引保持伤肢长度。

（5）早期活动 可早期活动骨折上下关节,应力遮挡少,有利于骨折愈合。

（6）用于感染性骨伤 矫形器用于骨外固定,特别适用于治疗感染性骨折和感染性骨不连。

（7）剥于伤肢活动 矫形器用于外固定便于抬高伤肢,有利于改善血液循环,避免压迫肢体后侧组织,这在骨折合并肢体烧伤或皮肤广泛剥脱伤时尤为重要。

（8）使用方便 易于佩戴及除去。

2. 矫形器在佩戴前后的功能训练 综合病人各方面的情况制订康复训练计划。佩戴前以增强肌力,改善关节活动范围和协调功能,消除水肿为主;在正式使用前,要进行试穿并调整对位对线、动力装置等结构；教会病人如何穿脱矫形器并在穿上矫形器以后进行一系列的功能活动和日常生活活动。对需要长期使用矫形器的病人，应每3个月或半年随访1次，了解矫形器的使用情况、动力装置及病情变化，根据功能要求及时修改和调整矫形器。各种矫形器在应用上有其共同的原则和基本技术的要求，应合理地掌握使用矫形器在骨折外固定的适应证，严格执行操作技术和在术后的固定，尽量使矫形器在外固定治疗中的作用最优化，才能充分发挥矫形器在外固定治疗中的作用。

二、假肢

假肢，又称"义肢"，是供截肢者恢复原有肢体的形态或功能，弥补肢体缺损，以代偿缺损肢体部分功能的人造肢体。

（一）分类

1. 按结构分类　分为内骨骼式假肢和外骨骼式假肢。

2. 按部位分类　分为上肢假肢和下肢假肢。

（1）上肢假肢

1）肩离断假肢：是指截肢部位达到部分肩胛骨者使用的假肢，较常见于电击伤病人，是较重的伤残。

2）上臂假肢：指截肢部位达到肘关节以上者使用的假肢，由于上肢功能丧失严重，使用上臂假肢效果远不如前臂假肢，上臂假肢的肘关节增设了带锁的屈肘机构，所以可实现主动屈肘，但牵引装置较复杂。

3）前臂假肢：是指截肢部位至肘关节以下者使用的假肢，由机械手、腕关节机构、残肢接受腔及固定牵引装置构成。腕关节可以被动地屈伸和旋转，是一种装配数量最多、代偿功能较好的上肢假肢。

4）手部假肢：是单指、多指或者部分掌指缺失的病人使用的假肢。

（2）下肢假肢

1）髋部假肢：有传统型加拿大式髋部离断假肢、骨骼型加拿大式髋部离断假肢和回转台式髋部假肢，适用于大腿高位截肢（股骨粗隆以上）、髋离断截肢术、大腿极短残肢、半侧骨盆切除的病人。

2）大腿假肢：有传统式大腿假肢、骨骼式大腿假肢，骨骼式大腿假肢在内部装有支撑件和人工关节，承重合理，不用悬吊装置，穿脱方便，适用于大腿部位截肢且残肢长度合适的病人。

3）膝部假肢：有传统式膝离断假肢和骨骼式膝离断假肢2种，适用于膝关节离断术截肢、大腿超长残肢、小腿极短残肢病人。

4）小腿假肢：适用于小腿部位截肢并残肢长度合适的病人。其品种较多，有传统型小腿假肢、髌韧带承重小腿假肢等。

5）踝部假肢：适用于距小腿关节附近截肢的病人。①有假半脚：适用于拇趾、全部足趾、跗关节离断或跗骨关节面截肢的病人；②赛姆假肢：适用于实施踝离断和跗部截肢的病人。

3. 按功能分类　分为功能假肢和非功能假肢。

（1）功能假肢　有手的外形，并能完成抓取、握取、勾取等基本动作，以截肢者自身肩关节运动为力源来操纵。此类假肢都会装有关节及相应的运动辅助装置，甚至有电子动力回馈系统等。

（2）非功能假肢　多用于难以发挥残肢功能、不便安装机械假手的病人，纯粹为了美观而制作，如美容假手，对于截肢者建立自信、自尊有帮助作用。

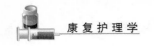

（二）假肢的康复治疗

1. 上肢假肢的康复治疗

（1）穿戴假肢（手）前的训练　当截肢手为利手时，首先要进行更换利手的训练。先从日常生活动作开始，然后过渡到手指精细协作动作的训练，最终使假肢能完全替代利手的功能。

（2）穿用假肢（手）的训练　首先教会病人认识上肢假肢的名称和用途。其次学会穿脱和使用假肢。如果是前臂假肢，应教会病人前臂的控制和机械手的使用；如果是上臂假肢，还要学会前臂和手的控制、肘关节屈曲，开启肘锁和肩关节的回旋。如果是钩式能动手，还要指导病人训练抓控和释放动作，再进一步指导病人日常生活能力，如洗漱、修饰、穿衣服、进食、如厕、洗澡、做家务活动等。

2. 下肢假肢的康复治疗

（1）截肢后临时假肢的安装及康复训练　待截肢手术伤口愈合，即用石膏或其他可塑性材料制成的接受腔的临时假肢，提前进行佩戴假肢的适应性训练。

1）穿戴训练：穿戴临时假肢训练。

2）平衡训练：包括在平行杠内进行单足或双足站立保持平衡训练。

3）迈步训练：开始从假肢侧迈半步负重，逐渐过渡到整步负重，然后假肢负重，再训练健侧迈步。

4）侧移位：侧方移位训练。

5）上下移位：上下阶梯及坡道训练。

（2）永久性假肢的安装及训练　应用临时假肢经过系统训练以后，残肢已良好定型，步态及身体平衡，灵活性均较满意的情况下，即可装配永久性假肢。一般在临时假肢应用后的 3 个月内。主要针对永久假肢的适应性训练，强化下肢的运动功能和肌力，加强灵活性训练。

3. 假肢穿戴训练

1）穿戴前准备：先在残肢上涂上滑石粉，然后套上残肢袜，再将残肢穿进假肢接受腔。如果用悬吊和固定装置的大腿假肢，先束紧腰带，然后将吊带的松紧调整到适当拉紧的位置，先走几步，再调整到合适位置。

2）起坐和站立训练：假肢在前，健肢在后，双手压大腿下部，以健侧支撑体重，训练站起、坐下动作，训练时假肢靠近椅子，身体外旋 45°，以健侧支撑，屈膝时假肢侧的手扶着椅子坐下。

3）平横杠内训练：主要训练假肢内旋动作、重心转移动作、关节交替动作、向前步行运动及侧方移动动作等。

4）实用训练：包括地面坐起站立训练、上下坡训练、上下台阶训练、跨越障碍物及地上拾物训练等。

三、轮椅

轮椅是康复的重要工具，它不仅是肢体伤残者的代步工具，更重要的是使他们借助于轮椅进行身体锻炼和参与社会活动。轮椅适用于脊髓损伤、下肢伤残、颅脑损伤、脑卒中偏瘫、骨关节疾病、年老体弱病人。

（一）种类

根据不同残损的部位及残留的功能，轮椅分为普通轮椅和特殊轮椅。特殊轮椅根据不同的需要又分为站立式轮椅、躺式轮椅、单侧驱动式轮椅、电动式轮椅和竞技式轮椅。

（二）普通轮椅

1. 结构　普通轮椅主要由轮椅架、车轮、刹车装置、座靠和脚踏板5部分组成,其4个轮子中后轮较大,加个手推轮环,前轮较小,用来转向(图3-5)。

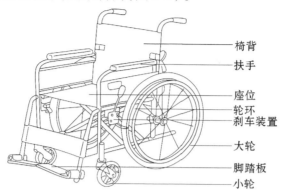

椅背
扶手
座位
轮环
刹车装置
大轮
脚踏板
小轮

图3-5　普通轮椅结构和名称

2. 适用范围　下肢残疾、偏瘫、胸以下截瘫者及行动不便的老年人。

3. 特点　病人可自己操作固定式扶手或可拆卸式扶手;固定式脚踏板或可拆卸式脚踏板;外出携带或不用时可折叠放置。

（三）特殊轮椅

1. 结构　由于乘坐轮椅病人的肢体功能不一,对轮椅的要求各异,于是在普通轮椅的基础上,派生出许多种各式各样的特殊轮椅。

2. 特点

（1）电动式轮椅　由蓄电池提供动力,有单手控制装置,能够前进、后退和转弯,可在室内外使用。主要适用于双上肢均无力,不能驱动轮椅者和高位截瘫的残疾人。

（2）单侧驱动式轮椅　这种轮椅的基本结构与普通轮椅是一样的,只是驱动大轮用的2个驱动轮环均装在一侧,座位下面有传动的连接机构。适用于只有单侧上肢有驱动轮椅功能的残疾人。

（3）站立式轮椅　这种轮椅的座位和靠背部分可以变成一个直立的靠背,借助于它的安全带,使用者可以靠着靠背实现站立,适用于截瘫残疾人。站立可以帮助他们完成许多必须站立才能完成的工作,还能防止由于长期不站立而出现的下肢骨质疏松,并对残疾人心理状态有改善作用。

（4）作业型轮椅　如打字用轮椅无扶手,以便轮椅与工作台接近,便于作业活动的进行。

（5）截肢用轮椅　后轮轴比一般轮椅向后,轴距长,以防止双下肢截肢者向后倾倒,稳定性好。

（四）选用轮椅时的注意事项

1. 座位宽度　测量坐下时两臀或两股之间的距离,再加上5 cm即坐下以后两边各有2.5 cm的空隙。座位太窄,上下轮椅比较困难,臀部及大腿组织受到压迫。座位太宽则不易坐稳,操纵轮椅不方便,双下肢易疲劳,进出大门也有困难。

2. 座位长度　测量坐下时后臀部至小腿腓肠肌之间的水平距离,将测量结果减去6.5 cm。若座位太短,体重将主要落在坐骨上,易造成局部受压过多;若座位太长,会压迫腘窝部,影响局部的血液循环,并易刺激该部皮肤。对大腿较短或有髋、膝屈曲挛缩的病人,则使用短座位较好。

3. 座位高度　测量坐下时足跟至腘窝的距离,再加上4 cm,在放置脚踏板时,板面至少离地5 cm。座位太高,轮椅不能入桌旁;座位太低,则坐骨承受重量过大。

4. 座垫 为了舒服和防止压疮,轮椅的椅坐上应放坐垫。常见的坐垫有泡沫橡胶垫或凝胶垫。

5. 靠背高度 靠背越高、越稳定,靠背越低,上身及上肢的活动就越大。

(1) 低靠背 测量坐面至腋窝的距离,将此结果减去 10 cm。

(2) 高靠背 测量坐面至肩部或后枕部的实际高度。

6. 扶手高度 坐下时,上臂垂直,前臂平放于扶手上,测量椅面至前臂下缘的高度,加上 2.5 cm。适当的扶手高度有助于保持正确的身体姿势和平衡,并可使上肢放置在舒适的位置上。扶手太高,上臂被迫上抬,易感疲劳;扶手太低,则需要上身前倾才能维持平衡,不仅容易疲劳,也可影响呼吸。

7. 病人的操作能力 操作能力很重要,病人必须无智能障碍,动手的力量应能推动本人体重的1/30 ~ 1/25,另外,两手或脚的协调应符合驱动的要求。

8. 轮椅其他辅助件 是为了满足特殊病人的需要而设计,如增加手柄摩擦面,车闸延伸,防震装置,扶手安装臂托,或是方便病人吃饭、写字的轮椅桌等。

四、助行器

在医学上把辅助人体支撑体重、保持平衡和行走的工具称为助行器(walking aids)。近年来,我国步入老龄化社会,并且偏瘫、截瘫、截肢后或其他下肢肌力减弱不能支承体重的病人越来越多,助行器是不可缺少的康复辅助用品。临床常用的有手杖、拐杖和步行器。

(一) 助行器的作用

1. 保持平衡 如老年人、非中枢性失调的下肢无力、下肢痉挛、前伸不佳、重心移动不能平衡等障碍,但对高龄脑卒中、多发性脑梗死病人的平衡障碍作用不大。

2. 支持体重 偏瘫、截瘫后,病人肌力减弱或双下肢无力不能支撑体重或因关节疼痛不能负重时,助行器可以起到替代作用。

3. 增强肌力 经常使用手杖、腋杖,由于要支撑身体,因此对上肢伸肌有增强肌力的作用。

(二) 手杖

1. 手杖的选择方法 手杖为单手扶持帮助行走的工具,因此上肢和肩的肌力正常才能使用手杖,如偏瘫病人的健侧、下肢肌力较弱的不完全性截瘫病人。根据结构和功能,可分为单足手杖、多足手杖、直手杖、可调式手杖、带坐式手杖、多功能手杖和盲人用手杖等。单足手杖适用于握力好、上肢支撑力强的病人,多足手杖适用于平衡能力和协调能力较差的病人,包括三足手杖或四足手杖。

2. 确定手杖长度的方法 让病人穿上鞋或下肢支具站立,肘关节屈曲150°,腕关节背伸,小趾前外侧 15 cm 处至背伸手掌面的距离即为手杖的长度。

(三) 拐杖

1. 拐杖的选择方法 拐杖是靠前臂或肘关节扶持帮助行走的工具,有普通拐杖、折叠式拐杖、前臂拐杖、腋杖和平台杖等。双下肢完全瘫痪可使用双前臂或腋拐步行;单侧下肢完全瘫痪,使用一侧拐杖步行。双下肢不完全瘫痪时,根据下肢残存肌力情况,选用腋拐或前臂杖。肱三头肌肌力减弱时,肘的支持能力降低,选用肱三头肌支持片型腋杖;肘关节稳定性差时,选用有腕关节固定带的前臂杖或腋杖。肘关节屈曲挛缩,不能伸直时,可选用平台杖。

2. 确定腋杖长度的方法 身长减去 41 cm 即为腋杖的长度。让病人穿上鞋或下肢支具仰卧,将拐杖轻轻贴近腋窝,在小趾前外侧15 cm处与足底平齐处即为腋杖最适当的长度,肘关节屈曲150°,腕关节背伸时的掌面处即为把手部位。

（四）步行器

步行器主要用来辅助下肢功能障碍者,如偏瘫、截瘫、截肢全髋关节置换术后等病人,是辅助人体稳定站立和行走的工具和设备,又称步行支具。主要有保持平衡,支持体重和增强上肢伸肢肌力的作用。常见的有框架式(两轮式、三轮式、四轮式)助行器、截瘫助行器、交替式助行器等。

1. 框架式助行器　是一种铝合金材料制成的前面和左右两侧的三边形结构框架,有些带脚轮。病人两手扶持左右两侧,立于框架当中。步行器可支撑体重便于病人站立和行走,其支撑面积大,故稳定性好,主要有固定型、交互型、两轮型和步行车。

（1）固定型　用于下肢损伤或骨折不能负重病人。双手提起两侧扶手同时向前置于地面代替患足,然后健肢迈步。

（2）交互型　体积小,无脚轮,可调节高度。使用时先向前移动一侧,然后再移动另一侧,如此来回移动前行,适用于立位平衡差、下肢肌力差的病人及老年人。

（3）两轮型　适用于上肢肌力差、单侧或整个提起步行器困难者。前轮着地,步行时只要向前推即可。

（4）步行车　此车有4个轮,移动容易。可直接把前臂置于垫圈上前行。适用于步态不稳的老年人。但要注意身体与地面保持垂直,以防摔倒。

2. 截瘫助行器　根据病人截瘫的具体情况配制。当病人重心转移时,在位于大腿矫形器内侧的互动铰链装置作用下,瘫痪肢体能够前后移动。适用于T_{10}或T_{10}以下完全性截瘫或部分高位不完全性截瘫病人。

3. 交替式助行器　是最早用于无行走能力的高位截瘫病人的步行矫形器,适用于各种原因所致的T_4以下完全性或更高节段不完全性脊髓损伤病人,辅助截瘫病人实现独立行走的目的。

五、自助具

残疾人功能已有丧失,不能独立地进行各种日常生活活动,为了解决他们的困难,需设计一些专门的器具或器械来加强其减弱的或代偿其已丧失的功能,这些器械统称为功能辅助性器械。根据其复杂程度又可分为技术性辅助装置和自助器具。能帮助病人省力、省时地完成一些原来无法完成的日常生活活动,增加生活独立性的辅助装置,称为自助具。自助具本身简单,没有能源,离开人的使用不会自动工作。可分为以下几类:

（一）生活自助具

1. 穿衣自助具

（1）穿衣棍　用木棒制成,一端装上到钩,另一端上胶塞。使用时外衣、T恤衫易于脱离肩部,适用于关节活动受限者。

（2）魔术扣　可以代替T恤衫外衣的纽扣,便于手指不灵活者穿衣。

（3）系扣钩　适用于手指功能障碍者。

2. 穿鞋袜自助具

（1）穿袜用具　用1张硬壳纸或2条线带制成,适用于大腿关节不灵活或不能举肩者。

（2）穿鞋用具　鞋拔适用于弯腰不方便者。

（3）弹性鞋带　穿鞋时能松开和收紧,不必经常松紧鞋带。

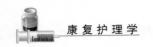

（二）个人卫生用自助具

1. 长柄发梳、长柄海绵或牙刷　将梳子或牙刷上绑上木条作手柄即可。适用于上肢关节活动受限者。

2. 指甲刷　底部黏 2 个吸盘,便能固定在台上,适用单手活动者。

3. 轮椅式便池　坐位铺有软垫,其下方有便盆,需如厕时可移开座位上的木板,座位下的便盆即可使用。

4. 加高坐厕板　可使大腿关节屈伸有困难者易于坐下和起立。坐板可直接安装在马桶上,易于清洁。

（三）洗澡用具

1. 双环毛巾　将毛巾两端加上双环,适合双手抓握功能较差的病人使用。

2. 长臂洗澡刷　适合上肢关节活动受限者。

3. 肥皂手套　适合手抓握功能较差的病人使用。

4. 防滑地胶　置于湿滑的地方可防止摔倒。

5. 洗澡椅　为垫有海绵的椅子,提供舒适的坐位,并可疏水,高度可调整。

（四）饮食用具

1. 餐具

（1）防漏碟边　防漏的碟边放在碟上,食物不会漏出。适用单手操作者。

（2）免握餐具　套在手掌中使用,适用于手指不能握物者。

（3）加大手柄餐具　可捆上海绵或加粗手柄,适用于抓握力量不够者。

2. 杯及吸管固定器

（1）双耳杯　适用于单手稳定和协调性较差的病人。

（2）吸管固定器　将固定器置于杯沿,角度可随意调整,适用于协调性较差的病人。

3. 轮椅夹杯及台面轮椅夹杯　指夹在轮椅扶手上的杯,方便需要推动的轮椅的人使用。轮椅台面是固定在轮椅扶手上,便于瘫痪病人在轮椅上进食、书写等活动。

（五）家居用品

1. 稳定板　由木板和针钉制成,加置防滑胶垫于底部,可协助单手活动者在给瓜果削皮时使用。

2. 单手托盘　表面附有防滑胶垫,使盛载的东西不会倾倒。

3. 水龙头开关器　帮助手部有缺陷者开关水龙头。

4. 长臂拾物器　使用者从地上拾物时,无需弯腰,坐在轮椅上的病人,无需站起来拿高物。

（六）书写辅助用具

1. 加粗笔　可用橡皮圈绑上笔竿;或卷上泡沫胶;或在笔杆上穿上一块乳胶;或穿上练习用的高尔夫球;或穿上小横杆;或用弹性布条固定;或用黏土成型固定柄,即可加粗。可方便握持有困难病人使用。

2. 免握笔　将笔套在附于自动黏贴带上的小带中,在绑于手掌上,可帮助手指软弱者使用。

3. 电脑使用辅助用具　用于辅助使用电脑的打字辅助器(加长的指套)、嘴控鼠标。

（王　丽　由建辉）

第四章 康复护理基本技术

【案例】

病人,男性,68 岁,既往有高血压病史。因"头晕头痛加重 3 小时,左侧肢体麻木"入院,经活血抗凝降脂等治疗后,病人血压控制在 135/87 mmHg,神志清楚,左侧肢体行动缓慢,肌力 2 级,右侧肢体肌张力正常。

【分析思考】

1. 请针对目前病人的功能情况,简述如何进行康复评定。

2. 简述病人在康复期间应注意的体位摆放、搬运及日常生活训练方法。

第一节 良肢位的摆放

◎学习目标

掌握:偏瘫和四肢瘫病人的良肢位摆放。

熟悉:脑瘫患儿的良肢位摆放。

了解:关节置换术后及断肢再植术后的良肢位。

在早期,脑血管意外后偏瘫的病人、脊髓损伤后截瘫的病人等,大部分时间都是在床上度过。因此,采取何种体位就非常重要。

良肢位又称良姿位。它与一般功能体位不同,是早期防止或对抗痉挛的主要方法。它是一种从康复治疗出发的临时体位摆放模式,使病人维持舒适安全的体位,同时能够对抗肌肉痉挛,减少肢体日后可能出现的病理性运动、关节活动异常等,预防继发性损害以及并发症,为下一步功能训练做准备。

一、偏瘫病人的良肢位

（一）偏瘫病人良肢位摆放的意义

偏瘫病人由于肩胛骨周围肌肉力量的失衡常导致肩关节半脱位;同时肩关节的关节囊、韧带由于患肢的重力牵拉而被动延长和松弛,进一步加重肩节半脱位的发生。在发病早期即行良肢位摆放,并在恢复的全过程坚持良肢位摆放,可防止关节挛缩畸形、肩关节半脱位和足下垂,减轻痉挛等。

（二）偏瘫病人良肢位的摆放

1. 仰卧位 头下置枕,不宜过高,面部偏向患侧,胸椎不得屈曲,患侧后肩胛部垫一个比躯体略高的枕头,使肩胛骨前倾,肩关节与身体成45°,防止肩胛骨后缩。前臂旋后,掌心向上,手指伸展(见图 4-1)。同时在患侧臀部和大腿外侧放一个支撑枕,髋关节稍向内旋,防止患侧骨盆后缩及患腿外旋。膝关节可轻度屈曲,但是足底避免放置任何东西,以防止增加不必要的伸肌反射活动。

2. 患侧卧位　患侧在下,健侧在上。患侧上肢前伸,使肩部向前,肘关节伸展,掌心向上,手指伸展。健侧上肢可置于躯干上,能够自由活动,但避免压迫患肢。患侧下肢伸展,膝关节自然微屈。健侧下肢屈曲向前,置于一个支撑枕上,也要避免压迫患肢。背部放置一个枕头,躯干靠其上(图4-2)。

3. 健侧卧位　健侧在下,患侧在上,患侧上肢前方伸出,肩关节屈曲约100°,下垫一个支撑枕,肘关节伸展,掌心向下,手指伸展。健侧下肢、髋关节伸展,膝关节轻度屈曲,患侧骨盆旋前,轻度伸髋,患腿呈自然微屈置于另一个支撑枕上(图4-3)。

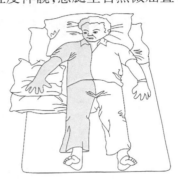
图4-1　仰卧位

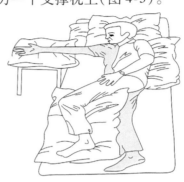
图4-2　患侧卧位

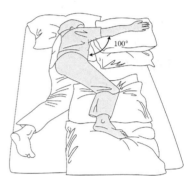
图4-3　健侧卧位

4. 坐位　薄枕放于患侧上肢下,患侧肩往前伸,手肘放松伸直。双足平放,躯干挺直,不可倾侧,确保病人坐于两股及紧靠椅背。

二、四肢瘫、截瘫病人的良肢位

(一)四肢瘫、截瘫病人良肢位的意义

四肢瘫、截瘫病人大部分躯体运动功能丧失,易发生肌肉萎缩、关节强直或屈曲挛缩、足下垂等。做好四肢瘫、截瘫病人的床上良肢位,不仅能使病人感觉舒适,肢体处于功能位,而且可以预防压疮、呼吸系统感染、泌尿系统感染、四肢关节继发性挛缩、畸形等并发症。

(二)四肢瘫、截瘫病人良肢位的摆放

1. 仰卧位　双肩下垫一薄枕,使肩关节内收,两侧上肢置于枕上,肘关节伸展,腕关节背伸40°~45°,指自然屈曲,拇指对掌。在两腿之间放一枕头,使髋关节保持外展而不旋转。截瘫病人可在双下肢放一长枕或挡足板,使下肢与板成90°,也可配戴足托,防止足下垂。

2. 侧卧位　双肩前屈,在胸壁和上肢之间放一个枕头,下方上肢肘外旋伸展,上方肘稍屈,前臂置于胸前枕上。双下肢稍屈髋、屈膝、踝背伸,双下肢之间放一个枕头,上方的下肢可轻压在下方的下肢上。背后可置一枕头,保持侧卧位。

三、脑瘫患儿的良肢位

(一)脑瘫患儿良肢位的意义

脑瘫患儿多有不同程度的肌张力增高或降低、痉挛、共济失调等,正确的良肢位摆放,可减少痉挛,异常姿势,预防挛缩畸形的发生,降低肌张力等。

（二）脑瘫患儿良肢位的摆放

1. 抱位　患儿面向护士,把患儿的双腿先分开再弯起来,双手分开,头略下垂或枕在护士肩上,也可让患儿的双手伸过护士肩膀围住颈部,如果患儿身体较重,可将患儿移向髋骨一侧,这种位置不仅省力而且可以纠正患儿的双腿僵直,并强化患儿对头部的控制能力。

2. 卧位　脑性瘫痪患儿不宜长期仰卧,因长期仰卧会导致患儿运动不对称,加重肌肉痉挛。侧卧位不仅有利于痉挛的肌张力得到改善,也有利于动作对称,但双腿之间要夹一小软枕头,以免双下肢过紧引起内收肌张力过高。如肌张力亢进患儿,常出现角弓反张及身体各部位姿势不对称的现象,可将床垫的上下部分垫高,两侧也垫起,形成一凹陷,使患儿卧于中间,要确保仰卧位时,头部在中线位,双手放到胸前。

四、关节置换术后的良肢位

关节置换术后正确的良肢位可有效防止关节脱位,减轻术口疼痛,保持功能状态。

1. 髋关节置换术后的良肢位摆放　患侧下肢伸直外展 30°~45°,屈髋<90°,内旋、外旋>20°。

（1）健侧卧位　患肢抬高,稍高于髋部。

（2）平卧位　两腿间放三角枕或薄枕,分开两腿,防止患肢内收外旋。

2. 膝关节置换术后良肢位的摆放　患肢抬高,屈膝 10°~15°。

3. 肩关节置换术后良肢位的摆放　患肢抬高,外展 30°~45°,防患肢内旋。

五、断肢再植术后的良肢位

断肢再植术后的正确的良肢位可保证再植肢的存活,促进功能发展。再植肢平心脏水平或稍高,肢体功能位,如拇指外展位、肩关节外展位。

第二节　体位及体位转移

◎学习目标

掌握:偏瘫病人、四肢瘫与截瘫病人的体位与体位转换训练要求和方法。

熟悉:体位及转移技术的基本概念及注意事项。

一、体位及体位转移技术的基本概念

（一）体位转移的康复意义

体位一般是指人的身体位置,应用在临床上通常指的是根据治疗、护理和康复的需要所采取并能保持的身体姿势和位置。临床上常用的各种卧位包括仰卧位、侧卧位、半卧位、坐位、俯卧位、膝胸卧位、截石位、头低足高位、头高足低位等。康复治疗时,在选取不同卧位中还要特别针对疾病的特点,如脑卒中等上运动神经无损伤的病人,所采取对抗痉挛模式的体位,可有助于防止或减轻痉挛;烧伤后采取抗挛缩的功能体位可减轻因畸形而造成的日常生活活动障碍。

体位转移是指通过一定的方式改变身体的姿势或位置。定期的体位转移,可促进血液循环,预防因静止卧床而引起的坠积性肺炎、压疮、肌肉萎缩、关节挛缩和深静脉血栓等并发症发生,最大程度地保持各关节活动范围。在体位的变换过程中,要尽量取得病人的配合,尽可能让病人主

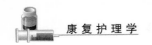

动或者运用残存的能力进行肢体转换。体位的转换要保持正确的肢体位置,转换后能使病人感到体位舒适。体位转移对于保障康复和促进康复效果具有极其重要的意义。

（二）体位转移的方式

根据体位转移完成过程中主动用力程度,可将体位转移分为主动体位转移、助动体位转移和被动体位转移3种。

1. 主动体位转移　是指病人不需任何外力帮助,能够按照自己的意愿,或者为了配合治疗、护理及康复的需求,通过自己的能力随意转移并保持身体的姿势和位置。

2. 助动体位转移　是指在外力协助下,通过病人主动努力而完成需要的动作并保持身体的姿势和位置。

3. 被动体位转移　是指完全依赖外力搬动,利用支撑物保持身体的姿势和位置。外力通常由康复人员施行,也可由病人家属进行。支撑物可使用软枕、小棉被、浴巾和沙袋等。

二、偏瘫病人的体位转移技术

为了防止偏瘫病人出现压疮和肺部感染以及痉挛模式的出现等,日间康复护理以每1~2小时1次,夜间每3小时1次的翻身或体位转移为宜。

（一）床上转移活动

1. 床上翻身

（1）从仰卧位到患侧卧位　病人仰卧,双侧髋、膝屈曲,双上肢Bobath握手伸肘,肩向上抬约90°,健上肢带动患上肢先摆向健侧,再反方向摆向患侧,以借摆动的惯性翻向患侧。

（2）从仰卧位到健侧卧位　病人仰卧,健足置于患足下方。双手Bobath握手上举后向左右两侧摆动,利用躯干的旋转和上肢摆动的惯性向健侧翻身。

2. 床上卧位移动　病人仰卧,健足置于患足下方;健手将患手固定在胸前,利用健侧下肢将患侧下肢抬起向一侧移动;用健足和肩支起臀部,同时将臀部移向同侧;臀部侧方移动完毕后,再将肩、头向同方向移动。

3. 由卧位到床边坐位　具体操作及步骤参见《康复护理学实训与学习指导》实训九。

4. 由床边坐位到卧位　具体操作及步骤参见《康复护理学实训与学习指导》实训九。

（二）坐位与立位之间的转移

1. 辅助转移

（1）由坐位到立位　①病人坐于床边或椅子上,躯干尽量挺直,两脚平放地上,患足稍偏后。②病人Bobath握手伸肘,治疗师站在病人偏瘫侧,面向病人,指引病人躯干充分前倾,髋关节尽量屈曲,并注意引导病人体重向患腿移动。③治疗师进一步引导病人将重心向前移到足前掌部,一手放在患膝上,重心转移时帮助把患膝向前拉,另一手放在对侧臀部帮助抬起身体。④病人伸髋、伸膝,抬臀离开床面后挺胸直立。⑤起立后病人双下肢应对称负重,治疗师可继续用膝顶住患膝。

（2）由立位到坐位　与上述顺序相反。注意事项如下:①无论是站起还是坐下,病人必须学会向前倾斜躯干,保持脊柱伸直。病人必须学会两侧臀部和下肢平均承重。②治疗师向下压病人的患膝(向足跟方向),鼓励病人站立时两腿充分负重。③治疗师应教会病人在完全伸膝前将重心充分前移。

2. 独立转移　具体操作及步骤参见《康复护理学实训与学习指导》实训九。

（三）床与轮椅之间的转移

1. **独立由床到轮椅的转移** ①病人坐在床边，双足平放于地面上。轮椅置于病人健侧，与床成45°，制动，卸下近床侧扶手，移开近床侧脚踏板。②病人健手支撑于轮椅远侧扶手，患手支撑于床上，患足位于健足稍后方。③病人向前倾斜躯干，健手用力支撑，抬起臀部，以双足为支点旋转身体直至背靠轮椅。④确定双腿后侧贴近轮椅后正对轮椅坐下。

2. **辅助下由床到轮椅的转移—方法1** 参见《康复护理学实训与学习指导》实训九。

3. **辅助下由床到轮椅的转移—方法2** 参见《康复护理学实训与学习指导》实训九。

（四）轮椅与坐厕之间的转移

1. **独立由轮椅到坐厕的转移** ①病人驱动轮椅正面接近坐厕，制动，移开脚踏板。双手支撑于轮椅扶手站起（图4-4A）。②先将健手移到对侧坐厕旁的对角线上的扶栏上，然后健腿向前迈一步，健侧上下肢同时支撑，向后转身，背向坐厕（图4-4B）。③将患手置于轮椅另一边扶手上，然后再移到坐厕旁的另一侧扶栏上（图4-4C）。④脱下裤子，然后坐下（图4-4D）。

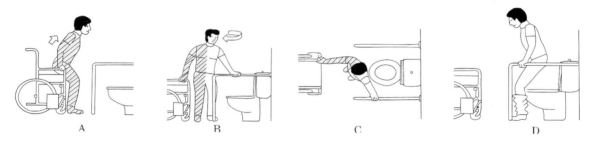

图4-4 轮椅与坐厕之间的转移

2. **辅助下由轮椅到坐厕的转移** 参见《康复护理学实训与学习指导》实训九。

（五）进出浴盆

1. **独立地由坐位进出浴盆** ①病人坐在靠近浴盆边并与之成45°的轮椅上，健侧邻近浴盆。轮椅与浴盆之间留有一定空间，以便放置浴板。制动轮椅，卸下近浴盆侧扶手，移开脚踏板，双足平放于地面。浴盆中注满水，然后脱下衣裤（图4-5A）。②病人健手支撑于浴板，患手支撑于轮椅扶手，同时用力撑起上身，以下肢为支点转动身体，直至双腿后侧碰到浴板，先将患手移动浴板一端，然后向下坐到浴板上（图4-5B）。③病人将两腿先后跨进浴盆，然后移到浴盆中央上方坐好（图4-5C）。④病人将身体放入浴盆中（图4-5D）。

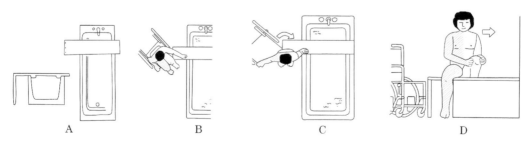

图4-5 独立进出浴盆

2. **辅助下由坐位进出浴盆** 参见《康复护理学实训与学习指导》实训九。

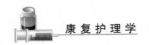

三、四肢瘫与截瘫病人的体位转移技术

(一)床上翻身

1. 四肢瘫与截瘫病人从仰卧位到俯卧位翻身　①将床单卷起,至病人体侧,一人固定住病人头部。②听号令一起将病人移向一侧,将翻向侧上肢外展。③听号令一起将病人翻向一侧,在背后、头、双上肢、双下肢间垫上枕头。

2. 四肢瘫与截瘫病人独立从仰卧位到俯卧位翻身(向右侧翻身)　病人缺乏伸肘、屈腕能力,手功能丧失,躯干和下肢完全麻痹。病人只能利用上肢甩动引起的惯性,将头颈、肩胛带的旋转力通过躯干、骨盆传到下肢完成翻身动作。其具体步骤参见《康复护理学实训与学习指导》实训九。

(二)卧位与坐位之间的转换

1. 四肢瘫与截瘫病人独立由仰卧位坐起　参见《康复护理学实训与学习指导》实训九。
2. 四肢瘫与截瘫病人独立由坐位躺下　参见《康复护理学实训与学习指导》实训九。

(三)不同平面之间转移动作训练

1. 四肢瘫与截瘫病人床与轮椅之间的转移

(1)独立转移

1)从轮椅到床的正面转移:轮椅正面靠近床,其间距离约为30 cm,以供抬腿之用,然后制动。四肢瘫病人躯干控制能力差,需用右前臂勾住轮椅把手以保持平衡。将左腕置于右膝下,通过屈肘动作,将右下肢抬起,放到床上。用同样方法将左下肢放到床上。打开轮椅手闸,向前推动轮椅紧贴床缘,再关闭手闸。双手扶住轮椅扶手向上撑起,同时向前移动坐于床上,此过程中要保持头和躯干屈曲(图4-6)。

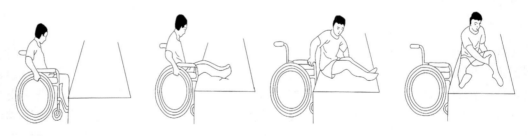

图4-6　从轮椅到床的正面转移

2)从轮椅到床的侧方成角转移(从右侧转移):参见《康复护理学实训与学习指导》实训九。

3)从轮椅到床的侧方平行转移(左侧身体靠床):参见《康复护理学实训与学习指导》实训九。

4)利用滑板由轮椅向床的侧方平行转移:参见《康复护理学实训与学习指导》实训九。

5)利用滑板由轮椅向床的后方转移:参见《康复护理学实训与学习指导》实训九。

(2)一人转移四肢瘫病人　病人坐在轮椅中,双足平放于地面上。治疗师面向病人,采用髋膝屈曲、腰背伸直的半蹲位,用自己的双脚和双膝抵住病人的双脚和双膝的外侧,双手抱住病人的臀部,同时病人躯干向前倾,将下颏抵在治疗师的一侧肩部。然后治疗师用力将病人向上提起,呈站立位后,再向床边转动。治疗师左手仍扶住病人臀部,右手向上移动至其肩胛骨部位以稳定躯干,同时控制住病人的膝关节,屈曲其髋关节,将其臀部轻轻放到床上(见图4-7)。

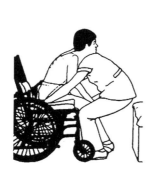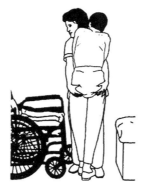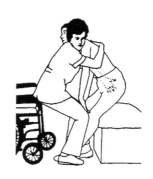

图 4-7　一人转移四肢瘫病人

2. 四肢瘫与截瘫病人轮椅与坐厕之间的转移　基本条件:①卫生间的门应足够宽,没有门槛,以方便轮椅出入;②卫生间应较大,能允许轮椅有一些活动空间;③坐厕应稳定,旁边的墙上应安装有安全扶手;④仅 C_7 及以下脊髓损伤病人可独立完成此种转移。

3. 四肢瘫与截瘫病人轮椅与浴盆之间的转移　因进出浴盆需要病人的上肢有较大的支撑力量,故只有 C_7 及以下损伤的病人才可独立完成由轮椅向浴盆的转移。注意转移前浴盆应注满水,离开前排空水;浴盆底部必须放置防滑垫;浴盆周围的墙上必须安装安全扶手。具体转移方法参见《康复护理学实训与学习指导》实训九。

4. 四肢瘫与截瘫病人轮椅与地板之间的转移　参见《康复护理学实训与学习指导》实训九。

四、体位及体位转移技术的注意事项

1. 体位转移的前提　任何的体位及体位转移都要以不影响临床救治为前提,同时防止病情的进一步发展及恶化。若病人出现头晕、头疼、呼吸急促等不适时,要立即停止搬运并将病人放平。

2. 体位转移前　应向病人及家属说明体位转移的原因及意义,以取得积极配合。

3. 体位转移过程中　注意动作协调轻稳,不可强力拖拉,并尽可能鼓励病人发挥自身残存能力,同时给予必要的协助和指导。对插导尿管和使用各种引流管的病人,在体位转移时,应先固定好各种导管,以防脱落。

4. 床的摆放　床应放平,床头不得抬高,任何时候都应避免半卧位。以防止增加不必要的躯体屈曲伴下肢伸直。

5. 手　手中不得放置任何东西,正确的体位是使病人的手张开。病人休息时,不能让手处于抗重力体位。

6. 足　不要在足底放置任何坚硬的物体,这样会增加不必要的伸肌模式的反射活动,以致肌张力增高,一般情况下,要尽量使偏瘫病人处于较为舒适的体位。

7. 选择适合的体位及其转移方式　根据病情、康复治疗和护理的需要,选择应采取的体位及其转移的方式、方法和间隔时间,一般每 2 小时 1 次。并在转移时应注意观察全身皮肤有无出血点、局部皮肤有无红斑、破溃及肢体血液循环是否良好等情况,发现异常要及时处理,并缩短间隔时间。

8. 体位转移后　要确保病人舒适、安全和保持功能位。

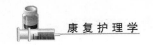

第三节　日常生活活动能力的康复训练

◉学习目标

　　掌握：日常生活活动能力训练的原则，训练计划的制订、实施及方法。
　　熟悉：日常生活活动能力训练的目的及分类。

　　日常生活能力（ADL）是人们为了维持生存及适应生存环境而每日必须反复进行的，最基本的，最具有共性的活动。即衣、食、住、行、个人卫生等基本活动。以改善或恢复完成这些活动的能力为目的而进行的一些针对性训练，称为 ADL 训练。

一、日常生活活动能力训练的目的

　　1. 训练目的　建立或维持病人基本的日常生活活动，调动或发展体内潜能，使其能生活自理或把生活依赖降低到最低限度。

　　2. 改善病人的躯体功能　如灵活性、协调性，增加活动能力。使其能独立或借助最少的帮助，完成各种体位转移，在社区内进行社会活动。

　　3. 制订训练方案　对自己不能完成某些 ADL 的病人，通过对其 ADL 能力评估，找出存在的主要问题及解决问题的简易方法，决定何时给予何种帮助，并训练病人使用各种基本的 ADL 辅助用具。

二、日常生活活动能力训练的原则

　　1. 内容适合　选择的活动内容必须符合病人的最大需要。

　　2. 场景真实　在真实的时间和环境中进行训练。

　　3. 办法实用　选择实用的解决问题的方法。

　　4. 锻炼患侧　尽量使用患侧肢体进行日常生活活动。

三、日常生活活动能力训练的分类

　　1. 基本的或躯体的日常生活活动能力　基本或躯体 ADL（BADL 或 PADL）是指每天生活中与穿衣、进食、保持个人卫生等自理活动，以及坐、站、行走等身体活动有关的基本活动。

　　2. 工具性日常生活活动能力　工具性 ADL（IADL）是指人们在社区中独立生活所需的关键性的较高级的技能。如家务杂事、炊事、采购、骑车或驾车、处理个人事务等，大多需借助工具进行。

四、日常生活活动能力训练的方法

（一）进食训练

　　进食包括吞咽，即拿起并把握住餐具（碗、筷子、勺等）、食品及各种饮料杯、罐；将食物送到口中的过程。进食障碍的原因包括：上肢或口腔颌面部关节活动受限；上肢或口周围肌群肌力低下；上肢、颈部及口周围肌群协调性障碍；上肢偏瘫；认知知觉障碍及感觉障碍。

　　1. 口腔、颌面部关节活动受限、肌力低下及协调性障碍者的训练　①端正头、颈及身体的位置以利于吞咽动作进行。②改变食品的硬度或黏稠度。③借助设备来帮助维持进食的正确体位（头中立位稍前屈、躯干直立、髋关节屈曲 90°、双脚着地）。

2. 上肢关节活动受限和肌力低下者的训练

（1）适应或代偿方法 ①健侧上肢辅助患侧上肢送食品入口；②肘关节放置于较高的台面上以利于手到达嘴边,将送食品至口中；③用叉、勺代替筷子；④将餐具（勺）绑或夹在手指间；⑤用双手拿杯子；⑥利用肌腱固定式抓握（腕关节伸展时手指屈肌紧张）拿起玻璃杯或指样食品。

（2）使用适应性辅助用具或设备 ①使用抗重力的上肢支持设备（如活动性前臂支持板、悬吊带）辅助病人移动上肢将食物送到口中；②假肢；③腕关节伸展及手指屈曲受限者可使用腕关节背伸固定夹板；④手握力减弱或丧失者可使用多功能固定带（万能袖带）；⑤握力减弱者可使用手柄加粗的勺、刀、叉；⑥肩关节、肘关节活动受限者可使用手柄加长或成角的勺、刀、叉；⑦手指伸肌肌力低下者可使用加弹簧的筷子；⑧取食过程中食物易滑落者可使用手柄呈转动式的勺、刀、叉；⑨不能单手固定餐具或食物者可使用防滑垫；⑩不能单手固定餐具或食物者可使用盘挡,防止食物被推到盘子以外。

3. 上肢协调障碍者的训练

（1）适应或代偿方法 ①增加肢体重量；②一侧上肢固定另一侧上肢,躯干、肘、腕部靠在桌子上以保持上肢稳定。

（2）使用适应性辅助用具 ①使用增加阻力的设备；②使用增加重量的餐具；③使用防滑垫；④使用加盖及有饮水孔的杯子或用吸管喝水；⑤饮水设备安装在轮椅上或床旁；⑥双手使用前后滚动式刀具切食物。

4. 一侧上肢或身体障碍者的训练 ①使用防滑垫、吸盘等辅助用品固定碗或盘子。②使用盘挡防止饭菜被推出盘外。

（二）个人卫生训练

个人卫生训练包括洗手和脸、拧毛巾、刷牙、梳头和做发型、化妆、刮胡子、修剪指甲等。修饰障碍的原因包括：上肢和颈部关节活动受限；上肢和颈部肌群肌力低下；上肢和颈部肌群协调性障碍；上肢偏瘫；认知和知觉障碍。

1. 上肢和颈部关节活动受限、肌力低下者的训练

（1）适应或代偿方法 ①健手辅助患手进行梳洗；②将前臂置于较高的平面上以缩短上肢移动的距离；③用嘴打开盖子；④用双手握住杯子、牙刷、剃须刀、梳子等；⑤使用按压式肥皂液。

（2）使用适应性辅助用具或设备 ①抗重力辅助上肢支持设备（活动性前臂支持板、悬吊带）辅助病人移动上肢至头面部；②假肢；③机械式抓握—释放矫形器；④多功能固定带（万能袖带）；⑤手柄加粗的牙刷、梳子；⑥手柄加长或成角的牙刷、梳子；⑦带有吸盘的刷子或牙刷,固定在水池边刷手或刷义齿；⑧安装"D"型环的头刷；⑨安装在剃须刀上便于持握的结构；⑩带有固定板的指甲刀。

2. 上肢和颈部协调障碍者的训练

（1）适应或代偿方法 ①增加肢体重量；②一侧上肢固定另一侧上肢或同时使用双上肢；③在洗脸、刷牙以及梳头时,将躯干、肘部、腕部靠在水池边以保持上肢稳定；④使用按压式肥皂液。

（2）使用适应性辅助用具 ①增加阻力的设备；②电动牙刷、电动剃须刀；③刷子固定安装在水池边,用于洗手和洗指甲；④饮水设备安装在轮椅上或床旁。

3. 一侧上肢或身体障碍者的训练

（1）适应或代偿方法 ①开瓶盖时,将容器夹在两腿之间；②可将毛巾绕在水龙头上,用健手拧干。

（2）使用适应性辅助用具 ①刷子和牙刷固定安装在水池边,用于洗手、洗指甲和刷义齿;②将大号指甲刀固定在木板上修剪健侧手指的指甲。

（三）更衣训练

1. 上肢更衣 穿上衣动作包括将上肢放进袖口中,脱、穿套头衫;用手将衣服的后背部向下拉;解开或系上纽扣、开关拉链和按钮;分清上衣的上、下、前、后及左、右以及它们与身体各部位的关系。穿上衣障碍的原因包括上肢和躯干关节活动受限;上肢和躯干部肌群肌力低下;上肢肌群协调性障碍;上肢偏瘫;认知、知觉及感觉障碍。

（1）躯干关节活动受限、肌力低下者的训练

1）适应或代偿方法:①穿轻便、宽松的上衣;②穿前开襟的衣服;③穿前开襟上衣时不解开衣服下部的扣子,按套头衫的方式穿脱;④躯干肌力弱,坐位平衡不稳定时给予支持。

2）使用适应性辅助用具或设备:①在接近衣领处安一个环或襻,用于挂住手指或衣钩。脱衣时,将环拉起协助将衣服上提过头;②用衣钩将衣袖上提至肩部或在腋窝水平协助将袖子脱下;③用尼龙搭扣替代扣子、拉链等;④在拉链上加上拉环,使手指对捏无力或不能者能够开关拉链;⑤纽扣牵引器;⑥机械性抓握—释放矫形器;⑦乳罩在前面开口,开口处用尼龙搭扣;⑧套头式领带。

（2）上肢和躯干协调障碍者的训练

1）适应或代偿方法:①穿着宽松的上衣;②提倡穿套头式上衣或前开襟上衣按套头式服装穿脱;③必要时选用大的扣子或按扣;④手工操作时,上肢应尽量靠近身体。

2）使用适应性辅助用具:①尼龙搭扣;②手柄加粗、增加重量的纽扣牵引器;③拉链拉环。

（3）一侧上肢或身体障碍者的训练

1）适应或代偿方法:①穿着轻便、宽松的上衣。②坐位平衡较差时予以支持。③穿前开襟的衣服时,先穿患侧,后穿健侧;脱衣时,先脱患侧一半,再将健侧袖子全部脱下,最后退出患侧的衣袖。④穿套头式上衣时,先将上衣背朝上放在膝上;将患手插入衣袖,并将手伸出袖口;再将健手插入衣袖并伸出;用健手将衣服尽量往患肩上拉;然后将衣服后身部分收起并抓住;头从领口钻出;最后整理衣服。脱衣时,将衣服后身部分向上拉起,先退出头部,再退出双肩与双手。

2）使用适应性辅助用具:①纽扣牵引器;②用尼龙搭扣替代扣子、挂钩、拉链等。

2. 下肢更衣 下肢更衣包括穿裤子、鞋、袜动作,即站着提裤子;抓住裤腰并系皮带;解开或系上扣子、开关拉链,系鞋带;分清裤子的上、下、前、后及左、右以及它们与身体各部位的关系。穿裤子、鞋、袜障碍的原因包括上肢、下肢和躯干关节活动受限;上肢、下肢和躯干肌群肌力低下;上肢偏瘫;移动障碍(无上肢损伤);认知、知觉及感觉障碍。

（1）下肢关节活动受限、肌力低下者的训练

1）适应或代偿方法:①穿轻便、宽松的裤子;②运用穿脱裤子的方法;③穿松紧口鞋或有尼龙搭扣的鞋;④避免穿高帮鞋或靴子。

2）使用适应性辅助用具或设备:①在开始穿裤子时,用拴在裤子上的拉襻、杆状衣钩或拾物器将裤子拉到手可以抓住裤腰的地方;②用吊裤带、袜吊替代穿裤、袜用的拉襻;③用长柄鞋拔;④穿袜辅助具;⑤纽扣牵引器,手柄加粗或用绷带绑在手上;⑥拉链环;⑦用尼龙搭扣替代扣子、拉链、鞋带等。

（2）上肢、下肢和躯干协调障碍者的训练

1）适应或代偿方法：①穿着宽松的裤子，裤腰用松紧带；②在稳定的床上、轮椅、扶手椅上穿衣；③在用手去触摸脚面时，用上肢顶住腿部以保持稳定；④肢体远端负重。

2）使用适应性辅助用具：①尼龙搭扣；②手柄加粗、增加重量的纽扣牵引器；③拉链拉环；④弹力鞋带或尼龙搭扣。

（3）一侧上肢或身体障碍者的训练　①在床上穿裤子时，先穿患腿，后穿健腿；用健腿撑起臀部，上提裤子；用健手系皮带。②椅子上穿裤子时，先穿患腿，再穿健腿；然后用健手抓住裤腰站起，将裤子上提；最后坐下用健手系皮带。③在椅子上脱裤子时，先在坐位上松解皮带或腰带；站起时裤子自然落下；先脱健侧，再脱患侧。

（四）独立入浴训练

1. 入浴动作　包括进出浴盆或淋浴室；使用水龙头、肥皂、海绵、浴巾；手能够到身体的每一个部位和水龙头。

2. 入浴障碍的原因　包括上肢、下肢和躯干的主动及被动关节活动受限；上肢、下肢和躯干协调性障碍；一侧上肢或身体偏瘫；下肢被动和主动关节活动障碍（无上肢损伤）；认知、知觉及感觉障碍。

3. 使用适应性辅助用具或设备　包括：①座便椅可使病人在坐位上淋浴。②用长柄的海绵刷擦背。③用扶手协助病人站起。④长把开关水龙头有助于病人拧开水龙头。

具体步骤参见《康复护理学实训与学习指导》实训九。

（五）独立如厕训练

如厕动作包括上座便器、下座便器，手能接触到会阴部，拿住和使用卫生纸；能穿裤子、脱裤子；必要时能使用尿壶或便器、自己使用栓剂、能排空和护理结肠造瘘等。

如厕障碍的原因包括上肢、下肢和躯干的被动与主动关节活动受限；上肢、下肢和躯干协调性障碍；一侧身体障碍；认知、知觉及感觉障碍。

1. 适应或代偿方法　①上厕所前后穿脱裤子的方法与更衣方法相同。②便后清洁，卫生纸应放在健侧。③抓握功能差者，可将卫生纸缠绕在手上使用。

2. 使用适应性辅助用具或设备　①上肢关节活动受限、截肢或手指感觉缺失者可使用安装在座便器上的自动冲洗器及烘干器清洁。②肌力弱或协调性差者在如厕和清洁时可采用扶手保持稳定。③采用可调节座便器，如升高座便器的高度有助于下肢关节活动受限者。④夜间在床旁放置便器以免去厕所的不便。⑤尿裤或床垫用于大小便失禁者。⑥插导尿管。

3. 厕所的改造　①地面去除障碍物。②门最好用布帘代替。③墙上安装扶手。④坐式马桶高度以 45 cm 为宜，过低可在上面架坐垫。⑤蹲式马桶改为多功能坐椅。

（六）病人从事家务活动的训练

家务活动包括做饭及清洗餐具、洗衣物、照顾婴儿、打扫卫生等。

1. 一侧上肢或一侧身体障碍病人的训练　临床上常见的疾病包括脑血管病引起的偏瘫、脑外伤、截肢、一侧身体外伤或暂时性的损伤如烧伤、外周神经损伤等。

采用辅助性用具和代偿性对策的目的：保证单手操作的安全性；固定；代偿丧失的平衡功能及活动功能。

2. 双上肢关节活动受限或肌力低下病人的训练　双上肢关节活动受限或肌力低下常由于四

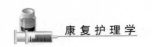

肢瘫、烧伤、关节炎、截肢、多发性硬化以及其他骨科创伤等引起。

辅助用具及代偿对策应用的目的:代偿已丧失的伸手和抓握功能、下降的肌力和耐力及平衡功能障碍,借助于重力完成各种活动。

3. 上肢协调性障碍病人的训练　上肢协调性功能障碍常由于脑外伤、脑瘫、脑血管意外以及其他神经系统疾患造成。

使用辅助用具及代偿对策的目的:固定肢体的近端;减少震颤;固定所用物品;促进安全、高效的作业活动。

（七）病人单手使用日常生活器具的训练

1. 开启瓶盖　①用患侧腋下夹住瓶子,健手拧开瓶盖。②利用抽屉的角固定瓶子。③病人坐位,将瓶子夹在两腿间固定瓶子。

2. 写字　利手瘫痪后,能恢复流利书写的只有1/5的可能性、辅助具、镇尺、笔杆加粗(图4-8)。

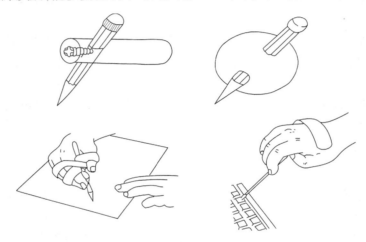

图 4-8　书写和打字自助具

3. 开关伞　①可用墙壁和身体固定伞的两头,用健手将伞撑开或关闭。②可将伞把的钩挂在患臂上固定,用健手打开或关闭。

五、日常生活活动能力训练计划的制订与实施

1. 训练前　评估 ADL 能力及潜能,根据评估结果、结合病情、全身功能状态、现在和将来个人需要的愿望、住宅环境、家庭条件,与病人一起制订切实可行的计划。

2. 实施　早期就要开始训练,由易到难、重点突出,每一种动作分成若干部分,再结合起来整体练习。

3. 要求

(1)治疗人员　细心、细致地指导、监督。

(2)病人　主动参与。

(3)家属及护士　积极配合。

在真实的环境和时间进行训练,鼓励病人尽量用患侧肢体进行 ADL 活动,经适当训练不能完成再借助辅助具。

4. 注意安全　在活动中最重要的是注意安全。

第四节 心理护理技术

◎学习目标

了解:心理护理技术的基本原则和基本方法。

心理护理是指在病人康复的过程中,医务人员运用各种方式和途径,积极地影响病人的心理状态,帮助病人在其自身条件下获得最适宜身心状态。病人在突然面临残损或残疾的时候,对自身恢复、社会交往,以及生活中的各种不适时所产生的心理压力,会让病人出现感觉敏感、焦虑、抑郁、自卑、孤独、退化,甚至绝望等。如果没有得到正确及时的心理护理,对病人的康复会有极大的影响。因此,运用和掌握心理护理技术对护士是非常必要的。

一、心理护理技术的基本原则

1. 接受性原则 对所有来求治的病人,不论其年龄大小、职务高低、初诊或复诊,都要做到一视同仁、热情接待,要用同情、理解的目光和鼓励、启发式的提问引导病人,耐心地倾听病人的诉说。其实,倾听的同时就是治疗的开始,因为病人在诉说的时候可以得到宣泄,并可能由此而减轻症状。要让病人感到不论他所说的内容是什么,治疗师都不会觉得好笑,更不可冷眼旁观、猎奇,甚至讥笑、鄙视。要以极大的同情心来理解病人的所作所为,要深有同感,这样病人才能感到治疗师是可以信赖的,才能接受治疗。

2. 支持性原则 病人患病后必然会产生一种受挫折的心理,但又无可奈何,常是经历了一番磨难或痛苦的挣扎后才不得已而来求治。有的病人可能是辗转多家医院但疗效不好,有的病人是已感到绝望或仅抱有一线希望,所以他们在求治时常问:我的病能治好吗?为此,治疗师要不断地向病人传递支持的信息,说明疾病的可治性,并可列举成功的例子,以解除他们因缺乏相关知识而产生的焦虑不安的情绪和增强同疾病作斗争的信心和勇气。支持的方式是要让病人感到治疗师是有科学依据的,态度要坚定、慎重、亲切可信、充满信心,不要让病人感到治疗师在夸夸其谈。

3. 真诚性原则 疾病能否治好,是病人、家属及治疗师十分关心的问题。对于治疗师来说,应当以真诚的态度,认真地了解病人的症状、发病机制、诊断及治疗过程中的反应,并在慎重地确定治疗方案之后,还要根据具体情况不断地进行修正和完善。在此基础上就可以向病人作出科学的、实事求是的解释和保证,让病人认为治疗师的保证是有理有据、合情合理的。对于时间上的保证要稍长一些,以免到期达不到预期效果而引起病人的失望和挫折感,甚至对治疗师产生怀疑。当然,也需要向病人说明,任何保证都需要病人积极配合,发挥主动,遵守医嘱,否则会影响治疗效果。对治疗过程中病人取得的进展,也应及时给予肯定和赞赏。

4. 科学性原则 进行心理治疗一定要遵循心理学规律,要以科学的心理学理论为指导。因此,治疗师首先必须具有坚实的专业基础,并树立治病救人的态度,不能以盈利和惑众为目的。

5. 保密性原则 对病人的姓名、职业、病情及治疗过程进行保密是治疗师所应遵循的职业道德,也是进行心理治疗所应遵循的一个重要原则。没有获得病人的许可,治疗师绝不可泄露病人的情况,更不可公开病人情况。保密性原则也是心理治疗所必需的,在治疗一开始时就应向病人说明,这样可取得病人的信任,促进良好的医患关系,获得有关病情的可靠信息。

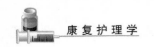

二、心理护理技术的常用方法

1. 认知疗法　是根据人的认知过程,影响其情绪和行为的理论假设,通过认知和行为技术来改变病人的不良认知或者不良的信念,从而矫正其不良行为以及情感的心理治疗方法。

认知疗法常采用认知重建、心理应付、问题解决等技术进行心理辅导和治疗。其中认知重建最为关键。

2. 支持疗法　支持疗法不用去分析病人的思想,而主要是支持、帮助病人去适应目前所面对的现实,故又称非分析性治疗。如病人发现自己突然因病残疾,面对巨大的心理压力和挫折感,心理难以承受,难于控制自己的感情,精神几乎崩溃,感到手足无措,需依靠别人的"支持"来应付心理上的难关时,这时治疗师就可以提供心理上的支持和安慰,帮助其应付危机。

3. 行为疗法　是基于现代行为科学的一种通用的新型心理治疗方法。它是运用心理学派根据实验得出的学习原理,是一种治疗心理疾患和障碍的技术。

行为疗法把治疗的着眼点放在可观察的外在行为或可以具体描述的心理状态上。行为疗法理论认为,人的行为,都经学习而获得,而且也能通过学习更改、增加或消除。学习的原则就是受奖赏的、获得令人满意结果的行为,容易学会并且能维持下来;相反,受处罚的、获得令人不悦结果的行为,就不容易学会或很难维持下来。因此,掌握操作这些奖赏或处罚的条件,就可控制行为的增减或改变其方向。

行为疗法主要包括系统脱敏疗法、厌恶疗法、满灌或冲击疗法、阳性强化疗法、发泄疗法、逆转意图疗法、阴性强化疗法、模仿疗法等。

上述各种行为疗法的共同特点:①治疗只能针对当前来访者有关的问题而进行,至于揭示问题的历史根源、自知力或领悟,通常认为是无关紧要的。②治疗以特殊的行为为目标,这种行为可以是外显的,也可以是内在的。一些要改变的行为常被看作是心理症状的表现。③治疗的技术通常都是从实验中发展而来,即是以实验为基础的。④对于每个病人,治疗师根据其问题和病人本人的有关情况,采用适当的行为治疗技术。

4. 暗示疗法　是利用言语、动作或其他方式,也可以结合其他治疗方法,使病人在不知不觉中受到积极暗示的影响,从而不加主观意志地接受治疗师的某种观点、信念、态度或指令,以解除其心理上的压力和负担,实现消除疾病症状或加强某种治疗方法效果的目的。

暗示疗法可分为他人暗示和自我暗示两类。他人暗示是治疗师利用病人对他的信赖和顺服给予暗示以改变病人的心理状态,减轻或消除其心理的或生理的症状。自我暗示是病人通过自己的认识、言语、思维等心理活动,调节和改变其心身状态。暗示疗法常用于治疗神经症、癔症、强迫症、运动障碍、口吃以及其他一些心身疾病。

5. 生物反馈疗法　是利用现代生理科学仪器,通过人体内生理或病理信息的自身反馈,使病人经过特殊训练后,进行有意识的"意念"控制和心理训练,从而消除病理过程、恢复身心健康的新型心理治疗方法。在实施生物反馈疗法前,必须向病人解释清楚治疗的目的和治疗方法,并说明此疗法主要依靠自我训练来控制体内功能,且主要靠按时练习,仪器监测与反馈只是初步帮助自我训练的手段,而不是治疗的全过程。要每天练习并持之以恒,才会有良好效果,全部解释可用录音带播放展示,再对个别作出答疑和补充。

6. 其他　包括阅读疗法、音乐疗法、工作疗法、放松疗法等。

第五节　呼吸功能训练

◎学习目标

　　掌握:呼吸训练的主要方法及注意事项。

　　熟悉:呼吸训练的适应证与禁忌证。

　　呼吸功能训练是根据不同病人的病理生理学机制,有针对性地拟订和实施呼吸康复训练计划。可以增强肺通气,改善肺换气功能,提高呼吸肌功能,纠正病理性呼吸模式,促进痰液排出,促进血液循环和组织换气,提高日常生活活动能力。

一、呼吸功能训练的主要方法

(一) 腹式呼吸训练

　　当病人有病理呼吸模式时,其潮气量变小,肺泡通气量下降。这种病理性呼吸不能改善肺的通气功能,而且增加了氧的消耗,需要训练病人恢复腹式呼吸。缓慢呼吸有助于减少解剖无效腔,提高肺泡通气量,但过度缓慢呼吸可增加呼吸功,反而增加耗氧,因此每分呼吸频率宜控制10次左右。方法如下:①采取半坐卧式。②手放在胸前下缘或肚脐上缘,或者治疗师将手放于病人前肋骨下方的腹直肌上。③让病人由鼻子慢慢吸气,吸气时将腹部慢慢鼓起,此时手可以感觉到腹部鼓起,注意吸气时肩膀及上胸部要放松,不可以抬高或耸起。④继续吸气到饱和,憋住3~5秒,再慢慢吐气配合使用圆唇式呼吸,此时腹部向内缩,使吐气更加完全。⑤手术麻醉后意识已恢复清醒时,即可开始每小时8~10次。可搭配扩胸运动一起执行,吸气时手向外或向上,吐气时手收回到胸。10秒呼吸:吸气默数1、2→憋气默数3、4、5→吐气默数6、7、8、9、10。

(二) 吸气阻力训练

　　病人经手握式阻力训练器吸气,可以改善吸气肌的肌力及耐力,减少吸气肌的疲劳。吸气阻力训练器有各种不同直径的管子提供吸气时气流的阻力,气道管径愈窄则阻力愈大。开始训练每次3~5分钟,每天3~5次,以后训练时间可增加至每次20~30分钟,以增加吸气肌耐力。

(三) 吹烛呼吸训练

　　将点燃的蜡烛放在口前10 cm处,由鼻深吸气后用力吹蜡烛,使蜡烛火焰飘动。蜡烛的距离可逐渐增加,直至90 cm。

(四) 吹瓶呼吸训练

　　用2个有刻度的玻璃瓶,容积为2000 ml,各装入1000 ml水。将2个瓶用胶管或玻璃管连接,在其中的一个瓶插入吹气用的玻璃管或胶管,另一个瓶再插入一个排气管。训练时用吹气管吹气,使另一个瓶的液面提高30 mm左右。休息片刻可反复进行。

(五) 缩唇呼吸训练

　　缩唇呼吸训练可以增加呼气时的阻力,这种阻力可向内传至支气管,使支气管内保持一定压力,防止支气管及小支气管增高的胸内压过早压瘪,增加肺泡内气体排出,减少肺内残气量,从而可以吸入更多的新鲜空气,缓解缺氧症状。

　　病人处于舒适放松姿位,呼气时必须被动放松,避免腹肌收缩。经鼻腔缓慢地深吸气后,呼

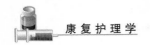

气时将嘴缩紧,如吹口哨样,在 4~6 秒内将气体缓慢呼出。

二、呼吸功能训练的适应证与禁忌证

1. 适应证　①慢性阻塞性肺疾病、慢性限制性肺疾病、慢性实质疾病。②哮喘及其他慢性呼吸系统疾病伴呼吸功能障碍。③因手术、外伤所造成的胸部或肺部疼痛。④气管痉挛或分泌物滞留造成的继发性气道阻塞。⑤中枢神经系统损伤后肌无力。⑥严重骨骼畸形,如脊柱侧弯等。

2. 禁忌证　①临床病情不稳定、感染未控制。②合并严重肺动脉高压或充血性心力衰竭、呼吸衰竭。③训练时可导致病情恶化的其他临床情况。如不稳定型心绞痛及近期心肌梗死;认知功能障碍;明显肝功能异常;癌转移;近期脊柱损伤、肋骨骨折、咯血等。

三、呼吸功能训练的注意事项

呼吸功能训练应注意:①训练方案应个体化。②选择适宜环境训练。③锻炼时或锻炼后如出现疲劳、乏力、头晕等,应该及时就诊。④临床病情变化时务必及时调整方案。⑤训练适度。⑥酌情适当吸氧。

第六节　体位排痰训练

◉ 学习目标

掌握:体位排痰训练的方法及注意事项。

熟悉:体位排痰训练的适应证与禁忌证。

了解:终止体位排痰的指征。

患呼吸道疾病时,呼吸道内黏液分泌量明显增多且分泌物多积聚于下垂部位。改变病人的体位既有利于分泌物的排出,又有利于改善肺通气和血流的比例。可取头低位做体位引流,以改善肺上部血流灌注。引流的体位主要取决于病变的部位,使某一特殊的肺段向主支气管垂直方向引流为宜。

一、体位排痰训练的主要方法

主要方法有:①评估病人以决定肺部哪一段需要引流。②将病人置于正确的引流姿势,随时观察病人脸色及表情。③清晨或睡前进行为宜,每次引流一个部位,时间为 5~10 分钟,如有多个部位,则总时间不超过45 分钟,以免引起病人疲劳。④引流时让病人轻松地呼吸,不能过度换气或呼吸急促。⑤体位引流过程中,可结合使用手法叩拍或者机械叩拍器等叩拍,另外也可用手紧按胸壁产生震动,使患侧部位支气管壁上的分泌物向较大支气管移动的震动法,以及饮温水和雾化吸入等,均可提高引流效果。⑥如有需要,应鼓励病人做深度、急剧地双重咳嗽。⑦如果上述方法不能使病人自动咳嗽,则指导病人做几次深呼吸,并在呼气时给予振动,可诱发咳嗽。⑧引流治疗结束后缓慢坐起并休息,防止体位性低血压。⑨评估引流效果并做好记录。

二、体位排痰训练的适应证与禁忌证

1. 适应证　①由于身体虚弱、高度疲乏、麻痹或有术后并发症而不能咳出肺内分泌物者。②慢性气道阻塞、发生急性呼吸道感染以及急性肺脓肿者。③长期不能清除肺内分泌物者。

2. 禁忌证　①内科或外科急症。②疼痛明显或明显不合作者。③明显呼吸困难及患有

严重心脏病者。

三、体位排痰训练的注意事项

注意：①排痰频率视分泌物多少而定，分泌物少者，每天上午、下午各引流 1 次，痰量多者宜每天引流 3~4 次，直至肺部干净；维持时每日 1~2 次，以防止分泌物进一步堆积。②病人近期有脊柱损伤、肋骨骨折、严重骨质疏松、咯血、急性心肌梗死、心绞痛史、肺栓塞等，忌叩拍及震动。

四、终止体位排痰训练的指征

终止体位排痰训练的指征：①胸部 X 线纹理清楚。②病人的体温正常，并维持 24~48 小时。③肺部听诊呼吸音正常或基本正常。

第七节　吞　咽　训　练

◎学习目标

　　掌握：吞咽训练的主要方法和注意事项。

　　吞咽障碍治疗的目的是恢复或提高病人的吞咽功能，改善身体的营养状况，改善因不能经口进食所产生的心理恐惧与抑郁，增加进食的安全，减少因食物误咽所引起的各种并发症的发生，提高病人的生存质量。

　　吞咽功能训练包括基础训练和治疗性进食训练。基础训练是针对与摄食—吞咽活动有关的器官进行功能训练；治疗进食训练则是使用食物同时并用体位、食物形态补偿进行的训练。

一、吞咽训练的主要方法

（一）基本训练

1. 口唇闭锁训练　口唇闭锁训练可以改善食物或水从唇中漏出。让病人练习紧闭口唇的动作。如病人无法主动闭紧口唇，可给与适当辅助。也可让病人口衔一系细线的大纽扣，医护人员牵拉细线，让病人衔紧纽扣与之对抗。

2. 鼓腮训练　让病人练习撅嘴、抗阻鼓腮动作，有助于在咀嚼吞送时增强与运动相关的口腔周围肌肉的肌力，改善控制能力。

3. 伸舌训练　包括舌向前、后、左、右、上、下各个方向的主动训练，以及治疗师用纱布包住病人舌，用力向各个方向的被动运动等。还可让病人用舌先舔下唇及左右口角，转至舔上唇及硬腭部，然后将舌缩回，闭口做上下牙齿互叩及咀嚼动作，或用压舌板抵住舌根，让病人做抬舌动作。

4. 下颌运动训练　让病人尽量张大口，然后松弛，再做下颌向左右运动的动作。对于张口有困难的病人，可先按摩或冷刺激痉挛肌肉，使咬肌放松。让病人主动做下颌开合动作。让病人做臼齿咬紧压舌板动作。

5. 声门闭锁训练　让病人坐在椅子上做深吸气动作，然后屏气，同时用双手掌撑向椅面，用力推压，闭唇，憋气 5 秒，然后松手，呼气发声。

6. 咳嗽训练　由于病人肌力和体力下降，声带麻痹，咳嗽会变得无力，强化咳嗽有利于排出误吸食物。

7. 发音训练　发音与咽下有关，先利用单音单字进行康复训练，让病人从"你、我、他"开始，

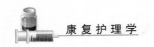

每字每次 2 遍,以便易于接受学习,然后鼓励他们自然的大声唱,通过张闭口动作,声门开闭促进口唇肌肉运动和声门的闭锁功能。

同时每天逐渐抬高床头直至病人可以独自坐立,每天 1～2 小时,为进食训练做准备。

（二）咽部冷刺激

用棉棒蘸少许冰水,轻轻刺激病人软腭、舌根及咽后壁,然后嘱病人做吞咽动作。针对吞咽反射减弱或消失的病人,此方法能有效提高软腭和咽部的敏感度,使吞咽反射容易发生。如出现呕吐反射,则应中止。

（三）吞咽模式训练

从鼻腔深吸一口气,然后完全屏住呼吸。然后空吞咽,在确认口腔内卫生后用少量水来进行。吞咽后立即咳嗽。

（四）促进吞咽反射

用手指上下摩擦甲状软骨至下颌下方的皮肤,可引起下颌的上下运动和舌部的前后运动,继而引发吞咽。此方法可用于口中含有食物却不能产生吞咽运动的病人。

（五）门德尔松手法

对于喉部可以上抬的病人,让其空吞咽并保持上抬位置。吞咽时让病人以舌部顶住硬腭、屏住呼吸,以此位置保持数秒。同时让病人示指置于甲状软骨上方、中指置于环状软骨上,感受喉部上抬。对于喉部上抬无力的病人,治疗师可按摩其颈部,上推其喉部,来促进吞咽。即使喉部上抬无力,只要开始抬高,治疗师即可用置于环状软骨下方的手指推住喉部并固定。首先让病人感觉喉部上抬,再让其有意识地保持上抬位置。

（六）进食训练

经过一般基础训练以后,开始摄食训练。首先应注意选择适于病人进食的体位、食物形态及进食的一口量。摄食训练前后应认真清洁口腔。

1. 体位选择

（1）坐位　身体坐直,稍向前倾约 20°,颈部稍向前弯曲。

（2）半坐位　躯干 30°～60° 卧位,头部前屈,偏瘫侧肩以枕垫起。

2. 食物　先选择易在口腔内移动、密度均匀又不易出现误咽的食物,有适当黏度,不易松散,通过口腔和咽部时容易变形,不易黏在黏膜上,如香蕉。对昏睡、嗜睡、吞咽能力中度以下者,给予易于吞咽的流质饮食。

3. 一口量　即最适于吞咽的每次摄食入口量,正常人约为 20 ml。对病人进行摄食训练时,如果一口量过多,会从口中漏出或引起咽部残留导致误咽;过少,则会因刺激强度不够,难以诱发吞咽反射。一般先以少量开始（3～4 ml）,然后酌情增加。

4. 进食速度　一般每餐控制在 45 分钟左右为宜。

5. 食具　选择小而浅的勺,从健侧开始喂食,尽量把食物放在舌根以利于吞咽。

6. 辅助吞咽动作

（1）空吞咽与交互吞咽　当咽部已有食物残留,如继续进食,则残留积累增多,容易引起误咽。因此,每次进食吞咽后,应反复作几次空吞咽,使食块全部咽下,然后再进食。也可每次进食吞咽后饮极少量的水（1～2 ml）,这样既有利于刺激诱发吞咽反射,又能达到除去咽部残留食物的目的,称为"交互吞咽"。

（2）侧方吞咽 咽部两侧的梨状隐窝是最容易残留食物的地方,让病人下颌分别左右转,作侧方吞咽,可除去隐窝部的残留食物。

（3）点头样吞咽 会厌上凹是另一个容易残留食物的部位。当颈部后屈,会厌上凹变得狭小,残留食物可被挤出,继之,颈部尽量前屈,形似点头,同时作空吞咽动作,便可去除残留食物。

7. 进食前 在每次进食前先用冰块刺激,好诱发吞咽动作,观察喉结运动,确定有吞咽功能后才开始进食。

8. 吞咽与空吞咽交互进行 在训练中防止食物残留造成误咽而激发肺部感染等,因此训练应以吞咽和空吞咽交互进行。

二、吞咽训练的注意事项

1. 病人意识和机体条件 接受实际进食训练的病人,应在不受刺激时也处于清醒的意识状态,全身状态稳定,能产生吞咽反射,少量误咽能通过随意咳嗽咳出。

2. 训练中的安全管理 进行训练时要使用食物,所以要经常进行安全管理,以观察症状和确认安全,注意有无误咽和肺炎。训练过程密切观察病人,有无咳嗽、嘶哑、呼吸不畅等变化。

（周裕婧）

第八节 膀胱功能训练

◎学习目标

掌握:神经源性膀胱的康复护理及训练。

熟悉:神经源性膀胱的评估。

了解:膀胱功能训练的注意事项。

正常人膀胱容量为 350~500 ml,当尿量达到 150~250 ml 时开始有尿意,才能引起反射性排尿,将尿液排出体外。一般白天排尿 3~5 次,夜间 0~1 次,每次尿量为 200~400 ml,每 24 小时排尿量 1000~2000 ml。当 24 小时尿量超过 2500 ml,称为多尿;24 小时尿量少于 400 ml 或尿量少于 17 ml/h,称为少尿;24 小时尿量少于 100 ml 或 12 小时内无尿,称为无尿或尿闭。正常新鲜尿液呈淡黄色、澄清、透明,放置后可出现微量絮状沉淀物。排尿活动由脊髓反射中枢及交感、副交感、体神经共同参与,任何与膀胱排尿有关的神经受损都会引起排尿功能的障碍。

神经源性膀胱是控制排尿功能的中枢神经系统或受到损害而引起的膀胱尿道功能障碍。主要表现为尿潴留和尿失禁。膀胱功能的训练针对因神经损伤导致的膀胱尿道功能失调而采取的特殊训练,主要为恢复和改善膀胱控制能力,减少残余尿量,控制和消除泌尿系统的并发症。

一、神经源性膀胱评估

（一）病史、体格检查

病史、体格检查包括排尿功能障碍的时间、性质、频率、加重或减轻的因素,是否有泌尿系统感染、中枢神经系统病变、女性生产史等。

1. 排尿愿望 病人有无排尿愿望异常,此感觉异常可产生尿频。

2. 急迫排尿感 急迫排尿感常是膀胱容量阈值较低情况下出现的一种强化的异常排尿愿

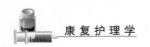

望,当有尿道炎症时,此感觉可强化而产生尿痛。

3. 排尿起始　尿意急迫性尿失禁,常为不完全性骶髓以上损伤;反射性排尿,常为完全性骶髓以上损伤。

4. 排尿中断　正常人可有意识主动中断排尿,如没有意识控制下尿流中断,提示可能有骶上病变。

5. 病人状况　病人有无痴呆、感觉、运动以及反射的变化。

（二）鉴别两种神经源性膀胱的方法

1. 痉挛性的神经源性膀胱　病人会有不自主排尿的症状,由于膀胱是处于一种痉挛性收缩的状态,所以膀胱的容量常小于 300 ml,而膀胱内的压力也会比较高。

2. 松弛性的神经源性膀胱　膀胱肌肉失去收缩力,整个膀胱胀得很大,病人在积聚很多尿液后才会有部分尿液由尿道溢流出来。

（三）膀胱功能评估

1. 尿量与次数　观察病人的尿量有无增多或减少,排尿次数是否异常,排尿是否受到意识的支配,排尿时有无疼痛等。

2. 颜色　观察病人尿色是否异常。红色或棕色为肉眼血尿;黄褐色为胆红素尿;乳白色为乳糜尿;酱油色或浓茶色为血红蛋白尿;白色浑浊为脓尿。

3. 气味　新鲜尿液有氨臭味,提示泌尿系统感染;糖尿病酮症酸中毒,尿液有烂苹果味。

4. 辅助排尿情况　有无留置导尿、间歇导尿等。

5. 残余尿量的测定　残余尿量大于 150 ml,说明膀胱功能差;残余尿量小于 80 ml,说明膀胱功能较好;残余尿量在 80～150 ml 之间者,说明膀胱功能中等。

6. 辅助检查　包括尿流动力学检查、膀胱镜检查等。

二、神经源性膀胱康复护理及训练

膀胱康复训练目标是改善膀胱功能,使其成为容易或可控的反射性膀胱。

（一）尿潴留的康复护理及训练

膀胱内潴留大量尿液不能自主排出,称为尿潴留。病人膀胱高度膨胀至脐部,膀胱容积可增至 3 000～4 000 ml,此时病人下腹部胀痛、排尿困难。具体康复护理及训练方法如下:

1. 心理护理　针对病人心态,给予解释和安慰,消除其紧张和焦虑情绪。

2. 主动参与　鼓励病人积极配合训练,通过自身努力最大程度恢复功能。

3. 调整体位与姿势　尽量使病人采取习惯姿势排尿,男性采取站位排尿,女性采取蹲位排尿。如不能采取习惯姿势病人,应训练床上排尿。

4. 提供良好的排尿环境　选择视觉隐蔽且环境良好的排尿空间,保护病人隐私;调整训练时间,保证病人安心排尿。

5. 膀胱排尿训练

（1）耻骨上区轻叩法　轻叩耻骨上区,使病人产生排尿感。

（2）刺激法　挤压阴茎区,牵拉阴毛。有节奏拍打耻骨联合等方法,刺激排尿。

（3）压迫法（Crede 法）　用指尖对膀胱进行深部按摩,然后直坐、深吸气,屏气,缩腹,手握呈拳状置于脐下 3 cm 耻骨上方,向骶尾部加压,身体前倾,引起排尿。

（4）屏气法（Valsalva 法）　方法类似压迫法,通过屏气增加腹压,帮助排尿。

6. 间歇性清洁导尿　每 4～6 小时清洁导尿 1 次,每天导尿不多于 6 次,每次导尿前,进行膀胱训练。当残余尿量 300 ml 以下,2 次导尿之间能自动排尿 100 ml 以下,每 6 小时导尿 1 次;残余尿量 200 ml 以下,2 次导尿之间能自动排尿 200 ml 以下时,每 8 小时导尿 1 次;残余尿量少于 100 ml 或为膀胱容量的 20% 以下时,可停止导尿。

7. 留置导尿 对无法接受间歇性导尿病人,应进行留置导尿。严格遵守无菌操作原则,尿道口每天清洁消毒 2 次,尿管每周更换 1 次,贮尿袋每天更换 1 次。

（二）尿失禁的康复护理及训练

排尿失去控制,尿液不自主流出,称为尿失禁。根据原因,尿失禁可分为真性尿失禁(完全性尿失禁)、假性尿失禁(充溢性尿失禁)、压力性尿失禁(不完全性尿失禁)。具体康复护理及训练方法如下:

1. 心理护理 理解、尊重病人,消除病人的紧张、羞涩、焦虑等不良情绪,树立康复信心。

2. 皮肤护理 加强皮肤护理,及时用温水清洗会阴,定时按摩受压部位,防止感染及压疮的产生。床上加铺橡胶单和中单或使用尿垫,勤更换床单、尿垫、衣裤等。

3. 尿意习惯训练 帮助病人建立规律性排尿习惯,每天定时排尿。一般白天 3 小时排尿 1 次,夜间2 次,也可结合具体情况适当调整。

4. 盆底肌收缩训练 嘱病人做收缩肛门、会阴部的动作,每次收缩时间 10 秒,重复 10 次,每天进行数次。

5. 留置导尿 对长期尿失禁病人,可根据病情给予留置导尿。

三、膀胱功能训练的注意事项

注意:①导尿时严格遵守无菌操作要求,观察尿液情况,以防止感染。②操作前做好解释,保护病人自尊;操作时遮挡环境,维护病人隐私。③对膀胱高度膨胀且极度虚弱的病人,第一次导尿不得超过 1 000 ml。以防大量放尿,导致腹腔内压突然降低,大量血液滞留于腹腔血管内,造成血压下降,产生虚脱,也可因膀胱突然减压,导致膀胱黏膜急剧充血,引起血尿。④密切观察病人临床表现,如出现突发性血压升高、出汗、头痛、皮肤潮红等症状,可能是由于膀胱压力过高引起的自主神经反射亢进,此时,应及时导尿,排空膀胱,缓解压力。⑤留置导尿时,在尿管未阻塞的情况下,尽量不要膀胱冲洗,以免造成逆行感染;间歇导尿时,必须润滑导尿管,以免损伤尿道黏膜。

第九节 肠道功能训练

◎学习目标

掌握:肠道的康复护理及训练。

熟悉:肠道的评估。

了解:肠道功能训练的注意事项。

大肠是参与人体排便的主要器官,分为盲肠、结肠、直肠和肛管 4 部分。排便活动受到大脑皮质的控制,正常人每天排便 1～3 次,平均每次便量为 150～200 g。个体意识可促进或抑制排便活动,若个体常有意识抑制排便,则会使直肠逐渐失去对粪便压力的敏感性,粪便在肠道内停留时间过久,水分吸收过多而发生便秘。除此之外,肠道疾病或其他疾病也会影响正常排便,出现排便功能障碍。

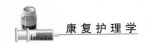

肠道的康复护理及训练是帮助病人建立在规定时间内定期排便的规律,消除或减少由于排便功能异常造成的生活不便,预防并发症。

一、肠道功能评估

（一）影响排便活动的因素

1. 心理因素　精神抑郁、身体活动减少、肠蠕动减少可能导致便秘;情绪紧张、焦虑,导致迷走神经兴奋,肠蠕动增快,可发生腹泻。

2. 食物与液体的摄入　富含纤维的食物可加速食糜通过肠道,减少水分在大肠内再吸收,使大便较容易排出。每天保证足量的液体摄入,可液化粪便,使之顺利通过肠道。

3. 机体活动　能够刺激肠道蠕动,有助于排便。若病人长期卧床或缺乏运动,可因肌张力减退而发生便秘。

（二）排便功能的评估

1. 大便次数　成人排便超过每天 3 次,或少于每周 3 次,应视为排便异常。

2. 大便性状　当消化不良或急性肠炎时,排便次数增加,粪便呈糊状或水样便;便秘时,粪便坚硬、干结;直肠、肛门狭窄时,粪便呈扁条形或带状。

3. 大便气味　消化不良的病人,粪便呈酸臭味;上消化道出血的病人,排柏油样便、呈腥臭味;直肠溃疡或肠癌的病人,粪便呈腐臭味。

4. 个人排便习惯　个人生活习惯由于环境的改变而无法维持时,可能会影响排便。

5. 排便辅助情况　病人能否自主排便,是否需用刺激肛门或使用药物帮助等辅助排便情况。

二、肠道功能康复护理及训练

（一）便秘的康复护理及训练

1. 心理治疗　严重便秘病人常有焦虑或伴有抑郁,焦虑可加重便秘。因此,这些病人需接受心理治疗,必要时结合抗焦虑、抑郁治疗,以打断加重便秘的环节。

2. 改善排便习惯及环境

（1）规则排便时间　帮助病人建立正常、规律的排便习惯,选择适合病人自身的时间(一般以早餐后为宜),每天固定在此时间排便,不随意使用缓泻剂及灌肠等方法。

（2）运动　鼓励病人适当运动,如散步、打太极拳、做操等,以此增加肠蠕动和肌张力,促进肠排便。

（3）环境　提供适当的排便环境,适当遮挡、通风,以消除病人紧张,保持精神放松。

（4）体位　选取适当的排便体位,病情允许,可取坐位或抬高床头,以借重力作用增加腹内压力,促进排便。

3. 控制饮食　控制饮食非常重要。充足的饮水能使大便软化而促进其在肠道内的传输,高纤维食物能使大便维持一定体积并成形,故应多食用水果、蔬菜及粗粮等食物。多饮水,每天饮水量不少于 2 000 ml。

4. 指导病人腹部按摩　病人取仰卧位,屈膝,沿着大肠的解剖部位进行按摩,具体为手掌沿右下腹→右上腹→左上腹→左下腹的顺序做环形按摩。

5. 刺激排便及手指抠出　对无力排便的病人,可戴手套用中指蘸润滑剂,伸入肛门 2 ~ 3 cm 处做环形刺激 15 ~ 30 秒,以促使排便。若粪便坚硬堵塞肛门,可用手指将粪便抠出。

6. 药物治疗　口服缓泻药物或使用简易通便剂,缓泻药如番泻叶、果导片等;常用简易通便剂有开塞露、甘油栓等。

7. 灌肠　若上述方法仍没有缓解便秘,可给予灌肠。

（二）大便失禁的康复护理及训练

1. 心理护理　消除病人自卑、烦恼等情绪,关心、尊重病人,使其树立康复信心,配合治疗。

2. 皮肤护理　保持床单、被服等清洁,定期温水清洗会阴及肛门周围皮肤,防止破损,按摩骶尾部,预防压疮。

3. 重建控制排便功能　指导病人试做排便动作,先缓慢收缩肛门括约肌及盆底肌肉 10 秒,再缓慢放松,连续 10 次,每天练习数次,以病人不感觉疲劳为宜。

4. 保证足量的液体摄入。

三、肠道功能训练的注意事项

注意:①做好心理康复护理,鼓励病人树立康复信心,主动参与康复训练,并且能够持之以恒。②避免长期使用缓泻剂,尽快建立良好的排便规律。③肠道训练符合病人生活规律,根据具体情况适当调整。

第十节　放松训练技术

◉**学习目标**

掌握:呼吸放松法、肌肉放松法、想象放松法及其他放松法的训练过程。

熟悉:放松训练的基本要求和方法。

了解:放松训练的注意事项。

放松训练是指使机体从紧张状态松弛下来的一种练习过程。放松训练一方面通过训练达到肌肉的松弛,另一方面消除紧张的情绪。放松训练的直接目的是使肌肉放松,最终目的是使整个机体活动水平降低,达到心理上的松弛,从而使机体保持内环境平衡与稳定。

放松训练的基本种类有呼吸放松法、肌肉放松法、想象放松法 3 种。具体放松训练的形式又多种多样,如渐进式放松训练、瑜伽术、静心数呼吸以及气功等。

一、放松训练的基本要求

1. 环境安静　在环境安静下,练习者要做到心情安定、注意集中、肌肉放松。

2. 循序渐进　在做法上要注意循序渐进,放松训练的速度要缓慢。

3. 充分放松　对身体某部分肌肉进行放松时,要充分体会放松时的感觉。

4. 放松训练成功的标志　为面部无表情,各肌肉均处于松弛状态,肢体和颈部张力减低,呼吸均匀缓慢。

二、放松训练的主要方法

（一）呼吸放松法

1. 呼吸振作法　①精神集中于鼻部,感受呼吸过程。②缓慢做深吸气动作,将吸气过程尽量延长到约 5 秒。③屏住呼吸约 5 秒。④最后缓慢通过鼻腔呼出气体,将呼气时间延长至 5 秒。⑤重复以上过程数次。

2. 腹式呼吸法 ①练习的时候可以采取坐位、站位或卧位。要尽可能保持舒适体位。②将一只手放在腹部上,另一只手放在胸前,缓慢地通过鼻腔深吸气,尽量延长吸气过程,约5秒。注意两手在吸气和呼气中的运动,判断哪一只手活动更明显。若为腹式呼吸,则放置在腹部的手活动比另一只手更为明显。③屏住呼吸,约5秒。④慢慢地通过鼻腔呼气,延长呼气时间约为5秒。呼气时要慢慢收缩腹部,可慢慢弯腰呼气至90°,同时轻轻按压腹部,尽量将肺内气体排出。⑤重复以上过程数次。

3. 深呼吸法 深呼吸法简单易行,常可以起到很好的放松效果。具体做法:让接受放松训练者取站位或坐位,双肩下垂,闭上双眼,慢慢做深呼吸。指导语是:一呼一吸……一呼……一吸,或深深地吸进来,慢慢地呼出去;在呼吸变慢,变得越来越轻松的同时,想象自己的心跳也在渐渐地变慢,变得越来越有力。呼吸变深,越来越轻松。整个身体变平静,心理也变得安静,周围好像没有任何东西,自己感到轻松自在,静默数分钟结束。

(二)肌肉放松法

1. 渐进性放松法 此法是通过肌肉强有力收缩后,诱导同一肌肉产生相同强度的松弛。通常要先使病人反复练习肌肉的收缩和松弛,以提高肌肉的感觉,才能使肌肉真正得到松弛。具体方法如下:

(1)环境安静 选择安静无干扰的环境下进行,病人取坐位或卧位,松解所有束缚。

(2)头部放松 用力皱紧眉头,保持5秒,然后放松;用力闭紧双眼,保持5秒,然后放松;皱起鼻子和脸颊部肌肉,保持5秒,然后放松;用舌抵住下腭,口尽量张开,头向后抬,保持5秒,然后放松。

(3)颈部肌肉放松 将头用力屈曲,使下颌抵达胸部,保持5秒,然后放松。

(4)肩部肌肉放松 将双臂置于体侧,耸肩,保持5秒,然后放松。

(5)臂部肌肉放松 病人坐位,双手掌心向上平放于座椅扶手上,握拳,使双手及前臂肌肉保持紧张5秒,然后放松;水平外展双臂做扩胸状,体会臂部的紧张感5秒,然后放松。

(6)胸部肌肉放松 将双肩向前收,使胸部四周的肌肉紧张,保持5秒,然后放松。

(7)背部肌肉放松 做扩胸动作,体会背部肌肉的紧张感5秒,然后放松;后伸背部,挤压背部肌肉5秒,然后放松。

(8)腹部肌肉放松 尽量收紧腹部,保持收腹5秒,然后放松。

(9)臀部肌肉放松 收紧肛门,保持紧张5秒,然后放松。

(10)腿部肌肉放松 病人卧位,用力伸直双腿,直腿上抬,离床面约20 cm,保持5秒,然后放松。

(11)足趾肌肉放松 缓慢屈曲足趾,用力抓地,保持5秒,然后放松;缓慢上翘足趾,保持紧张5秒,然后放松。

2. 交替法 此法通过拮抗肌可因主动肌的紧张产生相应的负诱导而出现抑制松弛。采用这一方法时,要将病人处于仍有某些部位紧张但有利于拮抗肌收缩的体位,坐位或卧位均可,然后收缩可以消除某些紧张的拮抗肌群,以使紧张的肌群得到松弛。对各部位具体放松训练方法如下:①将头后仰靠背,不要张嘴,将下颌向下牵拉。②将肩拉向脚,外展上臂,伸直肘部;伸直手掌和手指,并置于桌面。③将双腿分开,稍伸双腿;足趾向下屈曲。④将背部及腰部向后压。⑤做长呼气动作,感到腰部在缩小。

3. 暗示法

(1)环境 要求舒适、温暖、通风良好的房间。

(2)反复放松 用平静、催眠似的语调,要求病人思想轮流集中于身体各部位。要使某一肢体放松需先要想到它很重,重复数次,直至该部显示松弛状态。

4. 下垂摆动　将上肢或下肢均置于下垂位,做放松摆动,直至肢端出现明显麻胀感为止。也可加0.5 kg重量于肢体,再作摆动。本法适用于肩、髋、膝部的放松。

5. 放松体操　多用于明显紧张而又无法放松者,如颈、肩、胸、背部的肌群。在做体操前先进行热敷或按摩,可促进肌肉松弛。体操可在卧、坐、站各种姿势下进行。要求与呼吸配合,吸气时收缩肌群,呼气时放松还原。具体体操方法如下:

(1)仰卧位　①两上肢放松置于躯体两侧,轻握拳→握拳→紧握拳→放松,先单侧上肢进行,然后两侧上肢交替进行,最后两侧上肢同时进行。②外展两上肢→用力下压→放松,先单侧上肢进行,然后两侧上肢交替进行,最后两侧上肢同时进行。③双上肢放松置于躯体侧,手指伸展,腕用力背伸让手紧张抬起,放松放下,两侧同时进行。④从体侧外展两上肢,放松落下,先单侧上肢进行,然后两侧上肢交替进行,最后两侧上肢同时进行。注意上肢不要抬得太高,以避免其下落时引起因肘关节无力出现的防御性的弯曲反跳。上述训练方法同样适用于下肢。⑤稍抬起头,放松落下。⑥抬起上半身,放松落下。

(2)坐位　①向前屈曲上肢,放松落下,先单侧上肢进行,然后两侧上肢交替进行,最后两侧上肢同时进行。②将腰挺起(如端坐)→放松,弓腰弓背如平常坐,反复操作。③双上肢伸展向上,同时挺腰→放松,上肢自然落下,同时弓腰弓背,先单侧上肢进行,然后两侧上肢交替进行,最后两侧上肢同时进行。④端坐,抬头,高举两臂→放松全身,重力向下,向前下屈颈,两臂自然落下,先单侧上肢进行,然后两侧上肢交替进行,最后两侧上肢同时进行。⑤坐在椅子前端用手抓住其边缘,伸展下肢,以跟为轴,作内旋、外旋。

(3)站立位　①直立、抬头→屈颈放松。②上举两臂,放松落下,先单侧上肢进行,然后两侧上肢交替进行,最后两侧上肢同时进行。③上半身放松,前倾→重新直立。④上举两臂,挺胸直立→放松两臂自然落下,同时弯腰。⑤两臂放松,随着身体转动。

(4)四肢爬行位　引用此种姿势适合脊椎和肩部的松弛。

(三)想象放松法

1. 环境安静　选一个安静的房间,使病人平躺在床上或坐在沙发上。

2. 放松　闭上双眼,想像放松每部分紧张的肌肉。

3. 想象愉悦景致　想像一个你熟悉的、令人高兴的、具有快乐联想的景致。在情绪放松状态下停留片刻,然后睁开眼睛,回到现实。

(四)其他放松法

1. 音乐放松法　利用音乐对病人心理和生理功能的影响来训练和矫正病人的生理缺陷,缓解和调节病人的情绪,改善病人的精神生活。

2. 数数放松法　数数法有各种各样,如顺位数数法、减法数数等。治疗师协助病人一起数数,直到他们掌握为止,然后让病人单独数。

三、放松训练的注意事项

注意:①选择适合放松训练的环境。②向病人介绍放松训练的意义、目的、方法、持续时间。③选择病人最易放松的体位,训练时要使受训的肌肉完全放松。④训练时要选择准确的练习姿势和准备姿势,认真观察动作完成的情况,避免出现错误动作和颠倒。

(张立峰)

第五章　常见疾病的康复护理

第一节　脑卒中的康复护理

【案例】

病人,男性,62岁,既往有2型糖尿病病史。因"突发左侧肢体无力2天"为主诉入院。目前病人血压130/80 mmHg,神志清楚,构音障碍,左侧鼻唇沟稍浅,左上肢肌张力稍低,肌力2级。

【分析思考】

1. 请针对目前病人的功能情况,简述如何进行康复评定。
2. 简述脑卒中的康复护理方法。

⊙**学习目标**

掌握:脑卒中的康复护理措施。

熟悉:脑卒中主要功能障碍的评定。

了解:脑卒中的概念及健康教育。

一、概述

脑卒中(cerebral apoplexy)又称脑血管意外(cerebral vascular accident,CVA),是由于各种病因使脑血管发生病变而导致脑功能缺损的一组疾病的总称。按其病因和病理机制的不同,分为出血性脑卒中(包括脑实质内出血和蛛网膜下隙出血)和缺血性脑卒中(包括脑血栓形成和脑栓塞,统称为脑梗死)两大类。

脑卒中以高发病率和高致残率成为当前严重威胁人类健康的一大类重要疾病。由于病因、病变部位、性质及严重程度的不同,其临床表现也不尽相同。病人可伴有运动障碍、感觉障碍、言语交流障碍、吞咽功能障碍、认知障碍、其他功能障碍(智力障碍、精神障碍、共济失调、ADL障碍、心理障碍等)。

由于脑实质神经细胞的损伤,使病人运动、感觉、言语和认知等功能不同程度地受到损害,最终导致病人不同程度地丧失独立生活及工作能力,需要依赖他人而生存,严重影响病人的日常生活,并给家庭和社会造成沉重的负担。因此,早期、科学、合理的康复训练介入,能有效地提高脑卒中后病人的生存质量,提高其生活自理能力,使其能够最大程度地回归家庭与社会。

二、主要功能障碍的评定

康复评定对脑卒中病人来说至关重要,针对脑卒中病人不同时期的运动功能、平衡、协调功能、感觉功能、认知功能、语言功能、精神意识、心理等方面进行综合评定,根据这些评定结果拟定个体的康复护理计划。同时在康复护理整个过程中必须反复多次进行评定,以便及时准确地调整计划,使病人尽快恢复功能。

（一）运动功能评定

1. Brunnstrom 运动功能评定法　是目前脑卒中偏瘫肢体运动功能常采用的评定方法。

2. 上田敏偏瘫功能评定法　在 Brunnstrom 评定基础上,将偏瘫功能评定分为 12 级,并进行了肢位、姿势、检查种类和检查动作标准化判定。

3. 简化 Fugl－Meyer 评定法　内容包括上肢、下肢、协同运动、反射等的评定。

4. 改良的 Ashworth 肌张力评定法　主要用于中枢神经损伤引起的肌张力增高的评定。

除此以外,还可选用运动功能评定量表(motor aassessment scale,MAS)、Rivermead 运动指数(RMI)等。

（二）感觉功能评定

感觉功能评定包括浅感觉(痛觉、温度觉和触觉)、深感觉(位置觉、振动觉和运动觉)和复合感觉(定位觉、两点辨别觉、图形觉等)。具体步骤和方法可参见第二章第四节感觉功能评定。

（三）言语功能评定

评估病人的发音情况及各种语言形式的表达能力,包括说、听、读、写和表达。脑卒中病人常有以下言语障碍表现:

1. 构音障碍　是由于中枢神经系统损害引起言语运动控制障碍(无力、缓慢或不协调),主要表现为发音含糊不清、语调及语速异常、鼻音过重等言语听觉特性的改变。

2. 失语症　是由于大脑皮质与语言功能有关的区域受损害所致,是优势大脑半球损害的重要症状之一。具体步骤和方法参见本书的第二章第五节言语功能评定。

（四）认知功能评定

评估病人对事物的注意、识别、记忆、理解和思维是否出现障碍。具体步骤和方法参见第二章第七节认知功能评定。

（五）摄食和吞咽功能评定

1. 临床评估　对病人吞咽障碍的描述:吞咽障碍发生的时间、频率;吞咽过程发生的阶段;症状加重的因素(食物的性状、一口量等);吞咽时的伴随症状(梗阻感、咽喉痛、鼻腔反流等)。

2. 实验室评定　视频荧光造影检查(video－fluorography,VFG),即吞钡试验。

3. 咽部敏感试验　用柔软纤维导管中的空气流刺激喉上神经支配区的黏膜,根据感受到的气流压力来确定感觉障碍的阈值和程度。

（六）ADL 能力评定

ADL 能力评定常采用 PULSES 评估法、Barthel 指数评估法或 FIM。具体可参考本书第二章第八节日常生活功能评定和生存质量的评定。

（七）心理评定

心理评定主要评估病人的心理状态、人际关系与环境适应能力等方面,了解有无忧郁、焦虑、恐惧等心理障碍。具体方法及步骤请参见本书的第二章第六节心理评定。

三、康复护理

脑卒中康复护理的介入时机一般认为越早越好,目前认为,在生命征稳定、神经学缺陷不再

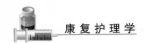

发展后48～72小时就可以开始。早期康复介入的目的是预防并发症以及继发性损害,同时为下一步功能训练做准备。一般每2小时更换1次体位,保持良肢位.以预防压疮、肺部感染及痉挛模式的发生。

（一）运动障碍的康复护理

1. 良肢位摆放　具体操作及步骤可参见第四章第一节良肢位的摆放。

2. 体位变换　主要是预防压疮、肺部感染等并发症,或出现痉挛模式,故应不断变换体位,使肢体屈伸肌张力达到平衡。当病情较稳定,一般在日间每2小时、夜间每3小时变换1次体位,尽量多采取患侧卧位。在病后第3～4日起患肢所有的关节都应做全范围的关节被动运动。每日2～3次,活动顺序从大关节到小关节循序渐进,缓慢进行,切忌粗暴。

3. 翻身训练

（1）被动翻身　当病人神志不清或不能主动活动时,需要护士帮助病人做被动翻身。病人仰卧位,护士一手置于病人颈肩下方,另一手扶病人骨盆或膝部,两手同时用力将病人翻至健侧或患侧卧位。

（2）主动翻身

1）向健侧翻身:病人仰卧位,双手交叉,患侧拇指置于健侧拇指之上（Bobath握手）。屈膝,健腿插入患腿下方。肘伸直举向上方,做左右侧方摆动2～3次,并逐渐增加摆动幅度,借助摆动的惯性,让双上肢和躯干一起翻向健侧。康复护士可协助或帮助其转动骨盆或肩胛（图5-1）。

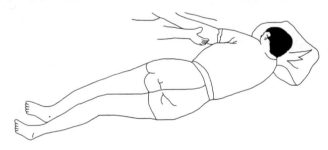

图5-1　向健侧翻身

2）向患侧翻身:病人仰卧位,双手成Bobath握手,向上伸展上肢,健侧下肢屈曲。双上肢左右侧方摆动,同时健侧下肢带动患侧下肢摆动向患侧,当摆向患侧时,顺势将身体翻向患侧（图5-2）。

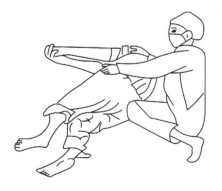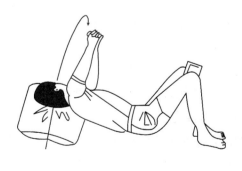

图5-2　向患侧翻身

3）桥式运动:床上练习翻身同时,还需加强患侧伸髋屈膝肌的练习,避免日后出现偏瘫步态。
①双侧桥式运动:病人双下肢屈曲,双足平踏床面,让病人伸髋将臀抬离床面(图5-3);②单侧桥
式运动:当病人能完成双桥运动时,可让病人伸展健腿,患腿完成屈膝、伸髋、抬臀动作(图5-4)。

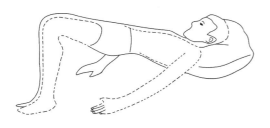

图5-3　双侧桥式运动

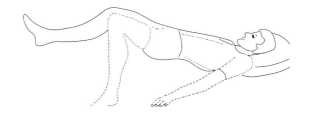

图5-4　单侧桥式运动

4. 上肢训练

（1）自助被动运动　病人仰卧位,采用 Bobath 握手方式,用健肢带动患肢在胸前做肩关节的
前屈,水平内收、外展、内旋、外旋,肘关节屈伸,前臂旋前、旋后,做腕部和手部关节的被动运动。

（2）分离运动及控制能力训练　病人仰卧位,帮助病人将患肢置于前屈位,上抬患侧肩部使
手伸向天花板或随着护士在一定范围内活动,还可让病人患手摸自己的嘴、耳等部位。

5. 下肢训练　病人仰卧位,将健侧下肢插入患侧下肢下,带动患侧髋关节做屈伸、内收外展,
膝关节的屈伸,距小腿关节背伸、跖屈等自主运动。

6. 坐位及坐位平衡训练　尽早让病人坐起,能防止肺部感染、静脉血栓形成、压疮等并发症,
开阔视野,减少不良情绪。

（1）坐位耐力训练　对部分长期卧床病人为避免其突然坐起引起体位性低血压,首先应进行
坐位耐力训练。一般采取30°、45°、60°、90°坐位,如病人能坚持30分钟并且无明显体位性低血压
表现,则可过渡到下一阶段。如病人能在90°,坐位可达30分钟,可进行从床边坐起训练。

（2）床边坐起训练　病人先侧移至床边,用健腿将患腿移于床边外,患膝自然屈曲。然后头
向上抬,躯干向患侧旋转,健手横过身体,在患侧用手推床,把自己推至坐位,同时摆动健腿到床
外,完成床边坐位。

（3）坐位平衡训练　病人静坐在椅子上,髋关节、膝关节和距小腿关节屈曲90°,双足分开一
脚宽,双手置于膝上,保持数秒。静态平衡完成后,可让病人双手交叉,伸向前、后、左、右、上、下,
并有重心的转移。病人若能完成自动态平衡,可进入他动态平衡训练,在受到突然的推拉外力作
用下仍保持平衡状态。

7. 立位训练

（1）坐到站起平衡训练　指导病人双手交叉,让病人屈髋、身体前倾,重心移至双腿,然后做
抬臀站起动作。病人负重能力加强后,可让病人独立做双手交叉、屈髋、身体前倾然后自行站立。

（2）站立平衡训练　完成坐到站起动作后,可对病人依次进行扶站、平行杠内站立、自行站立
以及单足交替站立的3级平衡训练。尤其做好迈步向前、向后和向左、向右的重心转移的平衡
训练。

8. 步行训练　学习平行杠内患腿向前迈步时,要求病人躯干伸直,用健手扶栏杆;重心移至
健腿,膝关节轻度屈曲。护士扶住患侧骨盆,帮助骨盆向前下方运动,防止患肢在迈步时外旋。
当健肢向前迈步时,病人躯干伸直,健手扶栏杆,重心前移,护士站在病人侧后方,一手放置于患

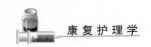

腿膝部,防止病人健腿迈步时,患肢膝关节突然屈曲或发生膝反张,另一手放置于患侧骨盆部,以防其后缩,健腿开始只迈至与患腿平齐位,随着患腿负重能力的提高,健腿可适当超过患腿。

9. 上下楼梯训练　上下楼梯时应遵循健足先上、患足先下的原则。上楼时,健足先放在上级台阶,伸直健腿,把患腿提到同一台阶;下楼时,患足先下到下一级台阶,然后健足迈至同一级台阶。

10. 作业治疗　具体步骤及方法可参见第三章第三节作业疗法。

（二）言语、吞咽功能障碍的康复护理

具体步骤及方法可参见第三章第四节言语治疗。

（三）认知功能障碍的康复护理

认知功能障碍常给病人的生活和治疗带来许多困难。因此,认知训练对病人的全面康复起着极其重要的作用。可以通过训练病人辨别物体、画图画、按指令完成动作等来加强认知功能。

（四）心理障碍的康复护理

通过认真倾听、耐心解释、不断鼓励和经常安慰等途径,帮助病人正确认识和对待自身情况,调动其积极性,树立康复信心,使其能够主动配合康复护理。

（五）并发症的康复护理

1. 肩关节半脱位　日常生活中,应注意矫正肩胛骨的姿势,做好良肢位摆放,鼓励病人用健侧上肢协助患侧上肢完成上举动作。活动时,切忌强拉硬拽,如有疼痛,应改变活动方法及强度。

2. 肩—手综合征　常见于患病1～2个月,表现手部肿痛,下垂时明显,皮肤温度增高,关节活动受限。肩—手综合征应以预防为主,保持正确姿势,避免长时间手下垂,加强患侧上肢活动,尽量减少患手静脉输液。

3. 压疮　长期卧床,血运不畅,易产生压疮,压疮是脑卒中病人极为严重的并发症,故应尽早预防压疮的产生。具体步骤及方法请参见第五章第十三节临床常见问题的康复护理。

4. "失用综合征"和"误用综合征"　病人由于不正确的康复训练,易导致"失用状态"或"误用状态",故进行早期的康复护理和训练,防止或减缓健侧失用性萎缩,同时还应循序渐进,避免过度训练,强化痉挛模式。

四、健康教育

向病人提供相关疾病的康复知识,提高病人自我保健、自我康复意识,预防并发症,可促使病人自觉建立健康行为模式,达到事半功倍的效果。①通过健康教育使病人及家属正确认识疾病和残疾,教育病人主动参与康复训练,并持之以恒。②积极配合治疗原发疾病,如高血压、糖尿病、高脂血症、心血管疾病等;按时服药,定期检查,密切关注病情进展。③指导有规律的生活,合理饮食,睡眠充足,适当运动,劳逸结合,保持大便通畅,鼓励病人日常生活活动自理。④指导病人修身养性,保持情绪稳定,忌激动、愤怒等不良情绪。⑤争取获得有效的社会支持系统,包括家庭、朋友、同事、单位等社会支持。

知识链接 ···

1. 据最新统计报告,脑卒中已成为我国国民第1位的死亡原因,居全世界之首,1年死亡约165万人,现每年新发脑卒中病人约有200万例,且还在以每年8.7%的速率迅速增长。

2. 脑卒中常见病因有脑动脉硬化、高血压、糖尿病、血液流变学改变、心脏病等。

第二节　脑性瘫痪的康复护理

【案例】

患儿,男性,23 个月,有产伤史。目前上肢肩关节内收、肘屈曲、前臂旋前、腕屈曲、掌指关节屈曲,下肢髋关节内收内旋、膝屈曲、足跖屈,行走成剪刀步态,言语不利,智力低下。

【分析思考】

1. 请判断该患儿脑性瘫痪的类型,简述如何进行康复评定。

2. 简述脑性瘫痪的康复护理方法。

◎**学习目标**

　　掌握:脑性瘫痪的正确抱姿、卧姿和体位控制和康复护理措施。

　　熟悉:脑性瘫痪主要功能障碍的评定。

　　了解:脑性瘫痪的概念及健康教育。

一、概述

脑性瘫痪(cerebral palsy,CP),简称脑瘫,是指在出生前、出生时或出生后 1 个月内,由于大脑尚未发育成熟,而受到各种损害或损伤所引起的非进行性、中枢性运动功能障碍和姿势异常综合征。

根据损伤部位不同及运动障碍特点一般将脑性瘫痪分为痉挛型、手足徐动型、迟缓型、共济失调型、震颤型、混合型 6 型。

二、主要功能障碍的评定

脑瘫患儿功能障碍表现复杂,除运动和姿势障碍外,还可能伴有智力、言语等多方面能力的障碍,因此对其功能评定,必须全面、综合。

(一) 身体发育程度评定

身体发育程度评定包括一般状况、精神状态和智力评定等。

(二) 运动功能评定

1. 运动发育评定　主要评定粗大运动和精细运动。运动发育落后诊断标准为发育落后于正常发育阶段 3 个月以上。

(1)粗大运动发育评定　主要是小儿整体性运动行为的发育。可选用 Peabody 运动发育量表和脑瘫小儿粗大运动功能评估量表。

(2)精细运动发育评定　主要是手指方面的功能发育。婴儿出生后 2 个月内双手呈握拳状;4 个月开始松开握拳,并能伸向物体并抓住;6 个月时能单手伸抓物体,并在两手间传递;8 ~ 9 个月时这种运动更加熟练;10 ~ 12 个月时可拇指和示指捏抓;2 岁时手指独立使用或分离运动。

2. 肌力和肌张力评定　参见第二章第三节运动功能评定。

3. 关节活动度评定　参见第二章第三节运动功能评定。

4. 神经发育评定　一般情况下,胎儿在母亲妊娠后期以及婴儿出生后一段时间内,会陆续出现一些脊髓、脑干以及大脑皮质水平的反射,随着神经系统的不断发育,脊髓及脑干水平的反射

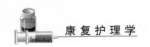

会被整合、消失，如果原始反射存在超过应该消失的时间，多为反射异常，也是神经发育落后或受损的表现。

（1）脊髓水平　包括屈肌收缩反射、伸肌伸张反射、交叉性伸展反射、交叉性内收肌反射、拥抱反射等。

（2）脑干水平　包括非对称性紧张性颈反射、对称性紧张性颈反射、对称性迷路反射、联合反应、阳性支持反射等。

（3）中脑及大脑皮质水平反射　包括调整反射、保护性伸展反射、平衡反射等。

5. 智力评定　智力评定所应用的智力量表分为筛查和诊断两种。常用筛查方法是丹佛发育筛选检测；诊断性检测常用修订的韦氏小儿智力量表。

6. 言语、感觉评定　参见第二章第四节感觉功能评定、第五节言语功能评定。

7. 认知功能评定　参见第二章第七节认知功能评定。

8. 听力评定。

9. 功能独立评定　参见第二章第八节日常生活活动能力和生存质量的评定。

三、康复护理

为促进患儿正常的运动发育，抑制异常运动模式和姿势，最大程度地恢复功能，小儿脑瘫的康复应尽早进行。目前主要针对患儿的运动障碍，采取综合治疗的手段。脑瘫的康复是一个长期复杂的工程，需要在中西医结合的思想指导下，医师、护士、治疗师、家长共同努力完成。

（一）运动障碍的康复护理

1. 正确抱姿　患儿头颈竖直，尽可能使上肢保持正中位，双下肢屈曲分开。主要有以下两种抱姿：

（1）面对面抱姿　主要对双上肢肌张力增高患儿，令其双手搂抱护士颈部，两腿分开置于护士胯两侧，护士双手托住患儿臀部。如患儿肌张力低下时，护士一手托臀，一手托住患儿头颈部，并以前臂托患儿背部（图5-5）。

（2）面对背抱姿　护士位于患儿背后，双手自患儿腋下下插至前方，抱住患儿两大腿内侧，使患儿两腿分开（图5-6）。

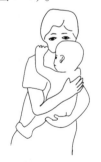

图5-5　面对面抱姿

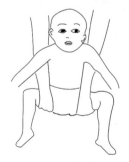

图5-6　面对背抱姿

2. 正确卧姿

（1）侧卧位　多采用。可有效抑制全身伸肌痉挛及各种紧张性反射，同时患儿双手在胸前进行各种日常活动。

（2）俯卧位　在患儿胸前垫一楔形垫，患儿俯卧其上，头和双手放在垫前方，必要时，护士帮助患儿固定肘部或托起下颌,以防窒息。

（3）仰卧位　少采用。

3. 体位控制

（1）头颈部控制

1）对痉挛型患儿操作:患儿仰卧位,护士双前臂轻压患儿双肩,双手托住患儿头两侧,使颈部伸展,再用双手轻轻向上抬起患儿头部。然后双手拉住患儿肘部,抬高上臂并外旋,拉起患儿。

2）对迟缓性患儿操作:将患儿俯卧位置于床上,利用声响等刺激,诱使患儿抬头,对症状严重患儿,护士可帮其抬头。

（2）躯干旋转训练

1）上肢带动旋转:患儿仰卧位,下肢屈曲立位,护士固定下肢,双手交叉握住患儿上肢,使其上举,用力带动患儿从仰卧位旋转至侧卧位,同时,协助其完成头、躯干、骨盆和下肢的旋转。

2）下肢带动旋转:患儿仰卧位,护士双手分别握住患儿距小腿关节,左右交叉,用力带动患儿身体旋转至侧卧位,同时协助头、躯干和骨盆的旋转。

（3）爬行训练

1）骨盆控制:患儿仰卧位,双下肢屈曲,护士协助其骨盆抬起。

2）支撑训练:使患儿俯卧于楔形垫上,逐渐训练肘支撑—前臂支撑—手支撑—手膝跪立位。

3）爬行训练:初期,进行单肢训练,左手—右膝—右手—左膝,动作熟练后可逐步过渡到正常爬行动作与速度。

（4）坐位训练

1）痉挛型:患儿坐位,脊背伸展,护士坐于患儿身后,双上肢从患儿腋下穿过,双臂顶住患儿双肩,两手分开患儿大腿,并使其外旋,按压患儿双膝,使下肢伸直。

2）迟缓型:为使患儿能坐位抬头挺胸,护士一手扶患儿胸部,另一手扶腰,相向用力,协助患儿坐位。

4. 作业疗法　主要针对进食、穿衣、如厕等功能的训练。具体步骤及方法参见本书第三章第三节作业疗法。

5. 物理因子　常可采用水疗、蜡疗、红外线等,改善患儿感觉功能,减低肌张力,缓解痉挛。

6. 康复工程　可选用矫形器及辅助器具,以预防及矫正畸形,促进运动功能发育,抑制痉挛。

（二）言语障碍的康复护理

具体步骤及方法请参见本书第三章第四节言语治疗法。

四、健康教育

脑瘫不仅给患儿带来痛苦,而且给家庭和社会带来巨大负担,因此加强预防脑瘫的健康宣教至关重要。

1. 预防宣教　坚持优生优育,积极开展早期产检。

2. "三早"原则　婴儿出生后,定期检查,如发现运动迟缓症状,应给与高度重视,充分做到早发现、早诊断、早治疗。

3. 家庭治疗　对脑瘫患儿的治疗、护理,父母的作用非常重要,父母不仅给与患儿正确指导和训练,还应帮助其树立康复信心。

4. 安全保障　在日常生活活动中,加强安全保护。

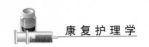

知识链接 ••

1. 脑性瘫痪在我国发病率为 1.5‰~5‰,是小儿致残的主要疾病之一。主要表现为中枢性运动障碍和姿势异常,同时可能伴有智力障碍、癫痫、视听障碍等。

2. 痉挛型脑性瘫痪最常见,占患儿的 60%~70%。主要因锥体系受损,表现为上肢腕、肘关节屈曲,手握拳状,拇指内收,下肢呈内收剪刀状和尖足。

第三节　脊髓损伤的康复护理

【案例】

病人,男性,30 岁,曾外伤性 C_5 损伤。现双上肢延髓性麻痹,双下肢痉挛性瘫,大小便障碍,深浅感觉减退,病理征(+)。

【分析思考】

1. 请针对目前病人的功能情况,简述如何进行康复评定。

2. 此病人康复预后可恢复到何种程度?

3. 简述脊髓损伤的康复护理方法。

◉**学习目标**

　掌握:脊髓损伤的康复护理措施。

　熟悉:脊髓损伤主要功能障碍的评定。

　了解:脊髓损伤的概念及健康教育。

一、概述

脊髓损伤(spinal cord injury,SCI)是由于各种原因引起的脊髓结构、功能的损害,造成损伤水平以下运动、感觉、自主神经功能障碍的一种临床综合征。脊髓损伤的主要表现为运动障碍、感觉障碍、自主神经功能障碍、大小便障碍及性功能障碍,部分病人有体温异常、肌张力异常(低肌张力、高肌张力、痉挛)等。对于脊髓损伤的病人来说,即使通过治疗能使病人生命延续,但脊髓损伤导致的终身残疾给家庭及社会造成沉重的负担,也严重影响病人的生活质量。

二、主要功能障碍的评定

(一)神经损伤平面的评定

神经平面是指身体双侧有正常的运动和感觉功能的最低脊髓节段。脊髓损伤水平主要以运动损伤平面为依据。但 $T_2~L_1$ 损伤无法评定运动平面,所以主要依赖感觉平面来确定损伤平面。

1. 运动水平评定　根据神经支配的特点,选择 10 块关键性肌肉,按照徒手肌力检查法进行肌力测试和分级,把各关键肌的分值相加。评分越高表示肌肉功能越佳,据此可评定运动功能。若将治疗前后的运动指数进行比较,可以得到运动功能的恢复率。

2. 感觉水平评定　选择 $C_2~S_5$ 共 28 个关键性感觉点(是指标志感觉神经平面的皮肤标志性部位)。每个关键点要检查 2 种感觉,即痛觉和轻触觉,并按 3 个等级分别评定打分:0 分为感觉缺失;1 分为感觉异常(减退或过敏);2 分为感觉正常。分值越高表示感觉功能越接近正常。

美国脊髓损伤学会(ASIA)根据神经支配的特点,选择 10 块关键性肌肉和 28 个关键性感觉点,通过对这些肌肉和感觉点的检查,可迅速确定脊髓损伤水平和感觉损伤平面(表5-1)。

表5-1　脊髓损伤水平的确定

平面	关键肌(10块)	皮肤感觉点(28个)
C_2		枕骨粗隆
C_3		锁骨上窝
C_4		肩锁关节顶部
C_5	屈肘肌(肱二头肌、肱桡肌)	前肘窝外侧
C_6	伸腕肌(桡侧伸腕肌)	拇指
C_7	伸肘肌(肱三头肌)	中指
C_8	中指屈指肌(中指指深屈肌)	小指
T_1	小指外展肌	肘窝尺侧
T_2		腋窝顶部(胸骨角)
$T_3 \sim T_{11}$		第3~11肋间
T_{12}		腹股沟水平
L_1		T_{12}与L_1之间上1/3处
L_2	屈髋肌(髂腰肌)	大腿前中部
L_3	伸膝肌(股四头肌)	股骨内上髁
L_4	踝背伸肌(胫前肌)	内踝
L_5	趾长伸肌(拇长伸肌)	足背第3跖趾关节处
S_1	踝跖屈肌(腓肠肌、比目鱼肌)	足跟外侧
S_2		腘窝中点
S_3		坐骨结节
$S_4 \sim S_5$		肛门周围

说明:运动水平的关键性肌肉肌力为≥3级;感觉水平的关键性点使用针刺和轻触觉来确定

（二）脊髓损伤程度的评定

评定脊髓损伤程度通常采用的是美国脊髓损伤学会(ASIA)的损伤分级(表5-2)。

表5-2　美国脊髓损伤学会(ASIA)的损伤分级

损伤程度	临床表现
A 完全性损伤	在骶段($S_4 \sim S_5$)无任何感觉或运动功能
B 不完全性损伤	在受损平面以下包括骶段($S_4 \sim S_5$)有感觉功能,但无运动功能
C 不完全性损伤	在受损平面以下,运动功能存在,大多数关键肌肌力<3级
D 不完全性损伤	在受损平面以下,运动功能存在,大多数关键肌肌力≥3级
E 正常	感觉和运动功能正常,但可有病理反射

（三）脊髓损伤平面与功能预后的关系

病人的损伤水平与预后有一定关系,可根据脊髓损伤水平推断康复治疗效果和进行功能恢复的预测(见表5-3)。

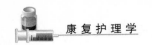

表5-3　脊髓损伤平面与功能预后的关系

损伤平面	最低位有功能的肌肉	活动能力	生活能力
$C_1 \sim C_3$	颈肌	依赖膈肌维持呼吸,可用声控方式操纵某些活动	完全依赖
C_4	膈肌、斜方肌	使用电动高靠背轮椅,用口或下颌操纵,有时需辅助呼吸	高度依赖
C_5	三角肌、肱二头肌	可用手在平坦路面上驱动高靠背轮椅,需上肢辅助具及特殊推轮	大部依赖
C_6	胸大肌、桡侧腕伸肌	可用手驱动轮椅,独立穿上衣,基本独立完成转移,可驾驶特殊改装汽车	中度依赖
$C_7 \sim C_8$	肱三头肌、桡侧腕屈肌、指深屈肌、手肌	可用手驱动轮椅,可独立完成床—轮椅(厕所、浴室)的转移	大部自理
$T_1 \sim T_6$	上部肋间肌、上部背肌群	独立轮椅活动,用连腰带的支具扶拐室内步行(治疗性步行)	大部自理
T_{12}	腹肌、胸肌、背肌	用长腿支具扶拐室外长距离步行,有时需要轮椅(社区功能性步行)	基本自理
L_2	髂腰肌	用长腿支具扶拐室外长距离步行,有时需要轮椅(社区功能性步行)	基本自理
L_4	股四头肌	戴短腿支具扶手杖步行,不需要轮椅	基本自理

(四)日常生活活动能力评定

采用改良的 Barthel 评定量表。

三、康复护理

(一)早期的康复护理

及时对脊髓损伤病人开展早期康复,可使病人在尽可能短的时间内,用较少的治疗费用,得到最大程度的功能康复,提高病人的生活质量,减轻家庭、社会负担。

脊髓损伤早期应该在受伤开始至 4~8 周内,脊髓损伤的康复应从急性期处理开始。现场抢救中,应注意制动后再转移,以减轻损伤对脊髓的压迫,最大程度地保存神经功能,抢救之后,病人生命征和病情基本平稳、脊柱稳定即可开始康复训练。在脊髓损伤后的 8 周之内,脊柱和病情相对不稳定,病人需要卧床和必要制动,所有的康复及治疗均需在床上进行,训练强度不宜过强。

早期康复护理的目的主要是采取积极的手段防止并发症和制动综合征,如预防肌肉萎缩、骨质疏松、关节挛缩等,对残存肌力和受损平面以上肢体进行肌力和耐力的训练,为今后的康复治疗创造条件。训练内容包括以下几个方面:

1. 保持床上正确体位　病人正确的体位有助于保持骨折部位的稳定,促进肢体功能的恢复,预防压疮、关节挛缩,抑制痉挛的发生。原则上应将肢体安放在与挛缩方向相反的位置上。

(1)仰卧位　双上肢置于身体两侧,双肩下垫枕头,以确保两肩不后缩,肘关节伸展,腕关节背屈约45°,手指屈曲,拇指对掌。髋关节伸展,两腿之间放一枕头以保证髋轻度外展,膝关节伸直,距小腿关节自然背伸,足趾伸展。

(2)侧卧位　双肩均屈曲,近床上肢直接置于床上,远床上肢与胸壁之间垫以软枕,上肢肘伸展,前臂旋后,手指自然屈曲。屈髋、屈膝,两腿之间垫一枕头,距小腿关节自然背伸,足趾伸展。

（3）防止关节挛缩畸形,防止压疮 一般每2小时翻身1次,翻身时必须稳妥地托住病人再移动,注意沿身体的轴线翻转,防止出现脊柱扭转。翻身后要仔细观察全身皮肤(尤其好发压疮部位)的颜色,保持皮肤干净,床单位平整、柔软、干燥。

2. 呼吸与排痰训练 高位脊髓损伤病人,由于损伤平面以下呼吸肌瘫痪,明显降低胸廓的活动能力,导致肺活量降低,痰不能咳出,易发生坠积性肺炎与肺不张,是早期致死的主要原因。为增强肺活量,清除呼吸道分泌物,以保证呼吸道通畅,应每天进行2次以上的呼吸及排痰训练。如训练效果不理想,必要时行气管切开,连接人工呼吸机,严密观察呼吸功能。呼吸训练包括胸式呼吸训练和腹式呼吸训练。具体训练方法及步骤参见本书第四章第五节呼吸功能训练。

3. 关节被动活动 尽早开始肢体各关节的被动运动,一般在生命征稳定时开始。由近端到远端做各个关节活动,每天至少2次,每个关节活动应在10分钟以上,直至恢复主动运动。尤其注意肩胛骨、肘关节、指关节、髋关节、膝关节、距小腿关节活动度的保持。防止肩内收挛缩、肘屈曲挛缩及足下垂,对于乘轮椅及完成更衣动作均很重要。活动关节时要轻柔、缓慢,活动范围应达到最大生理范围,但不可超过,以免拉伤肌肉和韧带。

4. 早期坐起及起立床站立训练

（1）早期坐起训练 脊柱稳定性良好即应该早期训练坐起,每天2次,每次30分钟,根据病人耐受程度逐渐增加坐起时间。具体为:床头从30°开始摇起,观察病人有无不良反应,如头晕、心悸、无力、恶心等,如无不良反应,则每1~2天升高10°~15°,直到90°,以无头晕等低血压症状为度。

（2）起立床站立训练 当病人坐起训练无体位性低血压等不良反应时,即可进行起立床站立训练。具体为:起立床最初从20°开始,每天2次,每次15分钟,可逐渐增加角度,以病人没有头晕、恶心等不适感为度。

5. 大小便的训练 脊髓损伤早期的排尿异常主要表现为尿潴留和尿失禁,易导致泌尿系统感染。脊髓损伤后1~2周多采用留置导尿管的方法。每天进水量达到2500~3000 ml,每4~6小时开放导尿管排尿1次,并记录出入水量。嘱病人做排尿动作,主动增加腹压或按压下腹部促使排尿。直肠问题主要是便秘,多食用粗纤维食物,养成有规律的排便习惯,对于排便困难者可用缓泻剂、润滑剂及灌肠等方法。

（二）恢复期的康复护理

病人骨折部位稳定、神经损害或压迫症状稳定、呼吸平稳后即可进入恢复期治疗。此期的康复目标是最大程度地恢复病人功能,借助可能的康复手段提高病人日常生活活动能力,主要围绕功能改善、代偿和替代3方面进行。此期以运动疗法为主,并配合物理治疗、作业治疗、心理治疗等其他疗法。

1. 肌力训练 包括受损肌力训练和未受损肌力的维持。脊髓损伤病人为了使用轮椅、助行器,均要重视训练肩和肩胛带的肌肉,特别是肱三头肌、肱二头肌、腰背肌、腹肌的训练。对于下肢有残存肌力的病人,应鼓励其早期进行主动运动。当肌力1级时采用功能性电刺激和被动运动进行;肌力2级时采用助力运动;肌力3级以上采用渐进抗阻训练。

早期在床上可采用拉力器、沙袋、哑铃、铅球、滑轮、吊环等进行训练;腰背肌训练,如仰卧位腰背训练及俯卧位上肢及头背后仰训练;离床时可采用电动自行车、支具、双拐、平行杠进行训练。

2. 关节活动度及肌肉牵拉训练 可防止关节挛缩,降低肌张力,并可抑制痉挛的发生。牵伸腘绳肌是为了使病人直腿抬高大于 90°,以实现病人直腿长坐;牵伸胸前肌是为了使肩关节充分后伸,有利于进行床上运动、转移和轮椅上作业;牵伸内收肌是为了避免因内收肌痉挛而造成会阴部清洁困难和行走困难;牵伸跟腱是为了防止跟腱挛缩,以利于步行训练。

3. 翻身训练 如向左侧翻时,先将头肩向右前屈,双上肢向右摆动,左下肢置于右下肢下方,然后双上肢迅速从右侧摆至左侧,呈左侧卧位。向右侧翻身按反方向即完成。

4. 坐位训练 分为长坐位(膝关节伸直)和短坐位(膝关节屈曲 90°)2 种姿势。实现长坐位才能进行转移训练,穿裤、袜和鞋的训练。可在垫上及床上进行。应在医护人员指导下协助病人完成坐位训练。

5. 轮椅训练 伤后 2～3 个月损伤部位较低、上肢功能健全、脊柱稳定性良好的病人,可独立坐 15 分钟以上时,开始进行轮椅训练。主要包括以下几方面内容:

(1)合适的轮椅 轮椅高度、座宽、座长、靠背、脚踏板的高度、坐垫等因素。

(2)减压动作训练 每坐 30 分钟,用上肢撑起躯干或侧倾躯干,使臀部离开椅面减轻压力,以防发生压疮。

(3)轮椅转移训练 包括床与轮椅之间的转移、轮椅与坐便器之间的转移、轮椅与凳子之间的转移以及轮椅与地之间的转移等。

(4)轮椅技巧性训练 学会手闸操作,从地板上拾物,轮椅向前驱动、向后驱动,左右转弯训练;前轮翘起及旋转训练;上斜坡训练和跨越障碍训练;上下楼梯训练;越过马路镶边石的训练;过狭窄门廊的训练;安全跌倒及重新坐起的训练;轮椅平衡性训练。

6. 站立及行走训练 经过坐起训练后,病人无体位性低血压等不良反应即可进行站立训练。①$C_2 \sim C_4$ 损伤:可进行起立床站立训练;②$C_5 \sim C_8$ 损伤:可在平行杠内站立训练;③$T_1 \sim T_5$ 损伤:应用骨盆带长下肢支具及腋杖站立训练;④$T_6 \sim T_{10}$ 损伤:应用骨盆带长下肢支具及腋杖进行治疗性步行训练;⑤$T_{11} \sim T_{12}$ 损伤:应用长下肢支具及腋杖进行治疗性步行训练;⑥$L_1 \sim L_2$ 损伤:应用长下肢支具及腋杖进行家庭或社区功能步行训练;⑦$L_3 \sim L_4$ 损伤:应用短下肢支具及肘杖进行社区功能步行训练;⑧$L_5 \sim S_1$ 损伤:应用足托或手杖进行社区步行训练;⑨S_2 损伤:不用辅助用品可进行社区步行训练。

7. 矫形器的使用 具体步骤及方法参见本书第三章第五节康复工程在康复护理中的应用。

8. 日常生活活动能力的训练 脊髓损伤病人特别是四肢瘫,训练日常生活活动能力尤其重要。如吃饭、梳洗、上肢穿衣、洗澡等,可借助一些自助器具有利于动作的完成。日常生活活动能力的训练应与手功能训练结合进行。

9. 其他 作业疗法可锻炼躯干、肢体的肌力、耐力及手的灵活性;物理因子疗法有针对性促进康复;心理康复帮助病人重塑自身形象,正确面对新的生活方式;文娱体育康复为重返社会奠定基础。

(三)并发症的康复护理

1. 疼痛 疼痛为脊髓损伤的主要并发症之一。具体康复护理参见第五章第十三节临床常见问题的康复护理。

2. 痉挛 肌肉痉挛一般在损伤后 3～6 周开始发生,6～12 个月达到高峰。具体康复护理参见第五章第十三节临床常见问题的康复护理。

3. 压疮　具体康复护理参见第五章第十三节临床常见问题的康复护理。

4. 排尿障碍及泌尿系统感染　康复护理措施如下：①增加饮水量,增加尿量和尿钙排泄。②注意会阴部卫生,保持局部干燥清洁。③出现全身症状时,最好进行尿培养和药物敏感试验,以选择恰当的抗菌药物。④神经源性膀胱康复护理参见第四章第八节膀胱功能训练。

5. 深静脉血栓　病人运动受限或长期卧床,导致静脉内血液运行不畅,逐渐淤积而致血管闭塞,好发生于下肢,常见有小腿肌肉内小静脉丛血栓形成和髂股静脉血栓形成。康复护理措施如下：①定时测量大小腿的周径,早期需每天测量,中后期需每周测量。②尽量避免在下肢静脉输液,特别是刺激性液体。③长期卧床休息时,适当抬高下肢有助于静脉血回流。④指导病人每天进行下肢被动运动,有助于改善血液循环。

6. 异位骨化　异位骨化通常指在软组织中形成骨组织,从而妨碍关节的活动。常见于髋关节,其次为膝关节、肩关节、肘关节及脊柱,一般发生于伤后1～4个月(2个月最多见),通常发生在损伤水平以下,局部多有炎症反应,伴全身低热。康复护理措施如下：①被动运动髋关节时不宜过度用力,尤其不能过度屈伸、按压。②应用消炎止痛药和其他药物。③手术。

7. 骨质疏松　截瘫1个月即检测腰椎及下肢骨密度降低,卧床时间越长,骨质疏松越严重。康复护理措施如下：①强调早期康复训练,尽早离床活动。②饮食和药物中适当补充钙,鼓励病人多到户外活动。

四、健康教育

1. 自我护理知识的教育　教会病人和家属掌握康复基本技巧和自我护理知识,以提高其功能独立性水平。

2. 饮食　给予病人高热量、高蛋白、高纤维素食物,及时补充训练时机体消耗的能量;多吃蔬菜和水果减少便秘,多饮水。

3. 心理　教育家属和病人正确面对残疾,调动病人康复积极性,使其最大程度恢复功能,重返家庭及社会。

4. 定期复查　防止并发症发生和二次残疾。

知识链接　••

各国统计资料显示脊髓损伤均以青壮年为主,年龄在40岁以下的病人约占80%,男女比例为4:1。据有关资料,我国脊髓损伤病人已达200万人。每年由于生产事故造成的脊髓损伤病人就达5万～6万人,因为交通事故造成的达7万～8万人。

第四节　周围神经损伤的康复护理

【案例】

病人,男性,23岁,外伤病史。现右侧足内翻下垂,背伸、外翻不能,右小腿前外侧与足背皮肤感觉减退。余无。

【分析思考】

1. 此病人为何神经损伤,简述如何进行康复评定。

2. 简述此病人的康复护理方法。

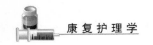

◎学习目标

　　掌握:周围神经损伤的康复护理措施。

　　熟悉:周围神经损伤损伤主要功能障碍的评定。

　　了解:周围神经损伤的概念及健康教育。

一、概述

　　周围神经损伤是指周围神经干或其分支因损伤或疾病而致靶组织的运动、感觉或自主神经的结构和功能障碍。

二、主要功能障碍的评定

　　周围神经损伤的康复评定目的在于以正确判断病损部位、性质、程度,作出预后判断,确定康复目标,制订康复计划及评定康复效果等,通常采用下列评定方法。

　　(一)运动功能的评定

　　1. 形态观察　观察肢体有无畸形、肌肉萎缩、肿胀,程度及范围如何,步态和姿势有无异常,对患侧肢体进行周径测量,并与健侧对比。

　　2. 肌力评定　参见第二章第三节运动功能评定。

　　3. 关节活动度评定　参见第二章第三节运动功能评定。

　　4. 运动功能恢复情况评定　由英国医学研究院神经外伤学会将神经损伤后的运动功能恢复情况分为6级(表5-4)。

表5-4　周围神经损伤后的运动功能恢复等级

恢复等级	评定标准
0级(M_0)	肌肉无收缩
1级(M_1)	近端肌肉可见收缩
2级(M_2)	近端、远端肌肉均可见收缩
3级(M_3)	所有重要肌肉能抗阻力收缩
4级(M_4)	能进行所有运动,包括独立的或协同的运动
5级(M_5)	完全正常

　　(二)感觉功能评定

　　1. 感觉功能检查　包括浅感觉(触觉、温觉和痛觉)、深感觉(位置觉、运动觉和振动觉)、复合感觉(皮肤定位觉、两点辨别觉、实体觉图形觉)。

　　2. 感觉功能恢复评定　采用英国医学研究院神经外伤学会制定感觉功能恢复等级表(表5-5)。

表5-5　周围神经损伤后的感觉功能恢复等级

恢复等级	评定标准
0级(S_0)	感觉无恢复
1级(S_1)	支配区皮肤深感觉恢复
2级(S_2)	支配区痛觉和触觉部分恢复

续　表

恢复等级	评定标准
3 级（S_3）	皮肤痛觉和触觉恢复,且感觉过敏消失
4 级（S_3+）	感觉达到 S_3 水平外,二点分辨觉部分恢复
5 级（S_4）	完全恢复

（三）腱反射检查

腱反射检查包括肱二头肌、肱三头肌、桡骨骨膜反射、膝腱反射、跟腱反射等。反射检查时需病人充分合作,并进行双侧对比检查。

（四）自主神经检查

自主神经检查常用发汗试验。

（五）周围神经电生理学评定

周围神经电生理学评定常用的方法有直流感应电测定、强度—时间曲线、肌电图、神经传导速度及躯体感觉诱发电位等检查。

（六）日常生活活动能力评定

参见第二章第八节日常生活活动能力和生存质量的评定。

三、康复护理

周围神经损伤无论手术与否,均应该尽早去除病因,防止神经损伤进一步加重,采取积极有效的康复护理,最大程度恢复神经功能。

（一）早期的康复护理

1. 病因治疗　及早消除炎症、水肿,减轻神经损伤。

2. 运动疗法

（1）保持功能位　周围神经病损后,为了预防关节挛缩,应将损伤部位及神经所支配的关节最大程度地保持在功能位。

（2）肢体按摩　为改善血液循环,延缓肌肉萎缩,防止软组织粘连,可进行肢体按摩。

（3）主动运动　如神经病损程度较轻,肌力在 2～3 级以上,在早期也可进行主动运动。

3. 物理治疗　早期可选用超短波、微波、激光等物理因子,可扩张血管,改善局部血液循环,缓解疼痛,松解粘连,促进水肿吸收和神经再生。

（二）恢复期康复治疗与护理

急性期炎症水肿消退后,即进入恢复期。

1. 促进神经再生

（1）理疗　对保守治疗与神经修补术后病人早期应用超短波、微波、紫外线、超声波、磁疗等可促进水肿消退、炎症吸收,改善组织营养状况,有利于受损神经的再生过程。

（2）药物治疗　早期应用具有营养神经作用的药物,如维生素 B_1、维生素 B_{12}、烟酸、辅酶 A、ATP 等,以促进神经再生。

2. 神经肌肉电刺激　以能输出指数曲线波或三角波的低频脉冲电刺激疗法为首选。神经肌肉电刺激可修复损伤神经,防止肌肉萎缩。

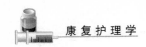

3. 运动疗法 当神经再生进入肌肉内,肌电图检查出现较多的动作电位时,就应开始增强肌力的训练,以促进运动功能的恢复。采用主动助力运动、主动运动、抗阻运动等训练。① 当肌力为 1~2 级时,可帮助病人做被动运动;借助滑轮悬吊带、滑板、水的浮力等减轻重力的运动。② 当肌力为 2~3 级时,采用范围较大的助力运动、主动运动,逐渐减少辅助力量,但应避免肌肉过度疲劳。③ 当肌力增至 3~4 级时,进行抗阻运动,同时进行速度、耐力、协调性和平衡性的训练。

4. 作业疗法 根据功能障碍的部位及程度、肌力和耐力的检测结果,进行有关的作业治疗。如 ADL 训练、编织、打字、木工、雕刻、缝纫、刺绣、泥塑、修理仪器、文艺和娱乐活动等。

5. 感觉功能的训练 ① 局部有麻木、刺痛、灼痛等异常感觉者,可采用直流药物、交感神经节封闭、物理因子等治疗。② 局部有感觉减退、实体感缺失者,当指尖感觉有所恢复时,可在布袋中放入日常可见的物体(如手表、钥匙等)或用各种材料(如纸、绒布、皮革等)卷成的不同圆柱体,用患手进行探拿,以训练实体感觉。此外,还可用轻拍、轻擦、叩击、冲洗患部,让病人用患手触摸各种图案、擦黑板上的粉笔字及推挤装入袋中的小球等方法来进行感觉训练。

6. 矫形器的应用 对于功能恢复不完全或不能完全恢复的功能,应根据病人具体情况选择合适的矫形器进行代偿。如足内翻、足外翻、足下垂,可选用下肢短矫形器矫正;膝关节支撑不稳、小腿外翻、屈曲挛缩,可选用下肢长矫形器矫正。

7. 手术治疗 对保守治疗无效而又有手术指征的病人,可选用手术治疗。

8. 心理治疗 周围神经病损病人,往往伴有急躁、焦虑、抑郁、躁狂等心理问题,可采用医学教育、心理咨询、集体治疗、其他病人示范等方式来消除或减轻病人的心理障碍,使其发挥主观能动性,积极地进行康复治疗。

四、健康教育

1. 日常生活活动自理能力的指导 指导病人学会日常生活活动自理,功能障碍严重者,指导病人如何进行代偿功能。

2. 自我保护 教会病人在日常生活活动中,注意保护病人,防止再损伤。

3. 训练生活化 将康复训练贯穿于病人的生活之中,促进功能恢复。

知识链接 ....

1. 周围神经损伤的临床表现主要有运动障碍、感觉障碍、反射障碍及自主神经功能障碍等症状。

2. 常见的周围神经损伤有臂丛神经损伤、桡神经损伤、正中神经损伤、尺神经损伤、坐骨神经损伤、腓总神经损伤、胫神经损伤等。

(张立峰)

第五节 慢性阻塞性肺疾病的康复护理

【案例】

病人,女性,70 岁。反复咳嗽、咳痰 20 余年,活动后气短 3 年。查体:双肺散在湿啰音及哮喘音。肺功能检查第一秒用力呼气容积(FEV_1)占用力肺活量的 55%。

【分析思考】

1. 针对病人情况如何进行康复评定?

2. 简述对该病人有效的康复护理措施。

◎学习目标

掌握:慢性阻塞性肺疾病的康复护理措施及健康教育。

熟悉:慢性阻塞性肺疾病主要功能障碍的评定。

了解:慢性阻塞性肺疾病的概念。

一、概述

慢性阻塞性肺疾病(chronic obstructive pulmonary disease,COPD)简称慢阻肺,是一种具有气流受限特征的肺部疾病,气流受限不完全可逆,呈进行性发展。确切病因尚不清楚,但认为与肺部对有害气体或有害颗粒的异常炎症反应有关。慢性支气管炎和阻塞性肺气肿是导致 COPD 最常见的疾病。当慢性支气管炎和(或)肺气肿病人肺功能检查出现气流受限并且不能完全可逆时,则诊断为 COPD。如果病人只有慢性支气管炎(或)肺气肿,而无气流受限,则不能诊断为COPD,而视为 COPD 的高危期。

COPD 的康复是指多学科参与的康复治疗和护理,以期达到稳定或逆转 COPD 病情的过程,最大程度地改善病人的肺功能和正常社会活动能力,提高病人的生存质量。

二、主要功能障碍的评定

(一)主要功能障碍

1. 有效呼吸减低　由于阻塞性肺疾病的病理生理变化,病人在呼吸过程中的有效通气量降低,呼气末残留在肺部的气体增加,影响气体的吸入;长期慢性炎症,呼吸道分泌物的引流不畅,影响肺部充分的气体交换;不少慢性支气管炎病人年龄偏大,有不同程度的驼背,肋软骨有不同程度的钙化,限制胸廓的活动,导致肺通气量下降;缺氧症状,表现为劳累性气短、气促、咳嗽、咳痰等。

2. 病理式呼吸模式　慢性支气管炎并发肺气肿时,肺通气功能明显障碍,肺组织弹性日益减退,影响病人平静呼吸过程中膈肌的上下移动,减少肺的通气量;病人为了弥补呼吸量的不足,在安静状态以胸式呼吸为主,甚至动用辅助呼吸肌,即形成了病理式呼吸模式,这种病理式呼吸模式造成正常的腹式呼吸模式无法建立,更限制了有效呼吸。

3. 呼吸肌无力　病人有效呼吸减少、呼吸困难及病理性呼吸模式的产生,活动量减少,均影响膈肌、肋间肌、腹肌等呼吸肌的运动,产生呼吸肌无力。

4. 能耗增加和活动能力减退　在病理式呼吸模式中许多不该参与呼吸的肌群参与活动,同时气短、气促常使病人精神和颈背部乃至全身肌群紧张,均使机体体能消耗增加。另外,病人因惧怕出现劳累性气短,限制自己的活动,有的病人长期卧床,丧失了日常生活能力和工作能力。

5. 心理变化　由于长期处于供氧不足,造成病人精神紧张、烦躁不安,气短、气促等,影响病人的休息、睡眠,反过来又增加病人体能的消耗,造成一种恶性循环,给病人带来很大的心理压力和精神负担。

(二)康复护理评定

1. 健康状况评估

(1)病人一般情况　包括姓名、性别、年龄、职业、工作环境、家庭情况等。

(2)吸烟　在 COPD 的各种致病因素中,吸烟是最重要的因素,应询问吸烟时间及吸烟量。

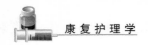

（3）了解病人过去史　是否患有慢性支气管炎、肺气肿、哮喘等。

2. 肺功能测试　尽管有多个肺功能指标可以反映气道阻力和呼气流速的变化，但以 FEV_1 百分比预计值以及 FEV_1 占用力肺活量 FVC 之比（FEV_1/FVC）这两个指标最为实用。吸入支气管舒张药后，$FEV_1/FVC < 70\%$，同时 $FEV_1 < 80\%$ 预计值，可确定为不完全可逆性气流受限，明确诊断为 COPD。

3. COPD 严重程度评估　对确诊为 COPD 的病人，可以根据其 FEV_1 百分比预计值下降的幅度作出严重程度的分级（表 5-6）。

表 5-6　COPD 严重程度的评估

分级	分级标准
Ⅰ级：轻度	$FEV_1/FVC < 70\%$
Ⅱ级：中度	$FEV_1/FVC < 70\%$
	$50\% \leqslant FEV_1 < 80\%$ 预计值
Ⅲ级：重度	$FEV_1/FVC < 70\%$
	$30\% \leqslant FEV_1 < 50\%$ 预计值
Ⅳ级：极重度	$FEV_1/FVC < 70\%$
	$FEV_1 < 30\%$ 预计值
	或 $FEV_1 < 50\%$ 预计值，伴有慢性呼吸衰竭

4. 运动能力评估

（1）平板或功率车运动试验　通过活动平板或功率车进行运动试验获得最大吸氧量、最大心率、最大代谢当量（METS）值、运动时间等相关量化指标来评估病人运动能力。

（2）定量行走评估　对于不能进行活动平板运动试验的病人可行 6 分钟或 12 分钟行走距离测定，以判断病人的运动能力及运动中发生低氧血症的可能性。

5. 日常生活能力评定　严重的 COPD 病人常有日常生活活动方面障碍。评定主要包括自我照顾、日常活动、家务劳动、做饭和购物、交通（活动性）以及人际关系。

6. 血气分析　明显缺氧和二氧化碳潴留，表现为动脉血氧分压（PaO_2）下降，二氧化碳分压（$PaCO_2$）升高，pH 值降低等，可出现代偿性呼吸性酸中毒。

7. 心理社会评估　病人往往因长期患病而产生焦虑和压抑的心理障碍，对呼吸困难有恐惧心理。有些病人伴有各种神经精神症状。护士应详细了解病人及家庭对疾病的态度，了解疾病对病人的影响，如心情、性格、生活方式的改变，是否感到焦急、忧虑、恐惧、痛苦，是否悲观失望，是否失去自信自尊，退出社会和躲避生活。

三、康复护理

（一）一般护理

1. 环境　保持室内空气新鲜流通，室温 18～20℃，相对湿度 50%～70%，病情较轻者可适当活动，病情较重者应卧床休息，协助生活料理，加强基础护理，预防并发症发生，注意保暖，防止受凉引发上呼吸道感染，吸烟者劝其戒烟。

2. 合理氧疗　COPD 病人长期给氧，要注意用氧安全，避免吸入氧浓度过高，引起二氧化碳潴留及氧中毒，采用鼻塞法或面罩法，氧浓度为 28%～30%，氧流量为 1.5～2 L/min，时间每天 >15

小时,密切观察缺氧症状有无改善。

3. 强调营养支持护理 提供高热量、高蛋白、丰富维生素、易消化食物,少食多餐,避免辛辣刺激。热量比例糖类占 50% ~ 60%,脂肪占 20% ~ 30%,蛋白质占 15% ~ 20%,其中优质蛋白占 50% 以上。如果病人处于应激状态,分解代谢增强,蛋白质供给需增至 20% ~ 50%,必要时经静脉补充。忌烟、酒及辛辣食物。

4. 用药观察护理 急性发作期,根据药物敏感试验,选用有效抗生素,及时控制感染,根据病情遵医嘱给予支气管扩张剂、皮质激素、祛痰药等,密切观察药物疗效及不良反应。

（二）保持和改善呼吸道的通畅

1. 正确体位的摆放 病人采取坐位或半卧位,有利于肺扩张。

2. 进行有效咳嗽 有效咳嗽是一种帮助过多的支气管分泌物由气道排出的技术。能够在不致病或不增加支气管痉挛的前提下,增加分泌物清除效率,改善通气功能。先深吸气,然后关闭喉头增加气道内压力,再收缩腹肌（通过增加腹腔压力抬高膈肌）,同时收缩肋间肌（固定胸廓不使其扩张）提高胸腔内压,在肺泡内压力明显增高时突然将声门打开,即可将痰液随喷出气流排出。

3. 胸部叩击 将手指并拢,掌心呈杯状,运用腕部力量在引流部位胸壁上双手轮流叩击,叩拍力可通过胸壁传至气道,将支气管壁上的分泌物松解。叩拍应沿支气管的走向自下而上、自外而内,叩拍时间为 10 ~ 15 分钟。高龄或皮肤易破损者可用薄毛巾或其他保护物包盖在叩拍部位以保护皮肤,并注意观察病人的表情和生命征。

4. 体位引流 体位引流是依靠重力作用促使各肺叶或肺段气道分泌物的引流排出。适用于神志清楚、体力较好、分泌物较多的老年人。

（1）引流体位的原则 体位的摆放以支气管解剖为基础,病变肺部处于高位,引流支气管开口向下,痰液可顺体位引流排出。根据这个原则,病变在上叶取头高位,中叶病灶取头低足高侧卧位,下叶病变取头低足高俯卧位,右侧病变取左侧卧位,左侧病变取右侧卧位。

（2）体位引流方法 做好心理护理,消除顾虑,以取得病人的合作;依病变部位不同,采取相应体位,同时辅以叩背,鼓励病人适当咳嗽,使痰液流出,每次 15 ~ 20 分钟,每天 2 ~ 3 次。引流过程要注意病情变化,如出现咯血、头晕、发绀、呼吸困难、出汗、疲劳等及时停止;引流完毕,给予漱口,并记录排出痰量和性质,必要时送检。引流宜在饭前进行,以免饭后引流致呕吐。如痰液黏稠可先超声雾化吸入或用祛痰药,以稀释痰液,提高引流效果。

（三）呼吸功能训练

具体内容可参见第四章第五节呼吸功能训练。

（四）增强心功能和恢复活动能力

COPD 病人常因为体力或心理等因素惧怕活动会出现呼吸困难,从而减少运动,使活动能力明显低于实际肺功能所能耐受的程度。因此,应根据病人的实际情况制订有计划的运动程序。（见表 5-7）对于该类病人,主要采用有氧训练和医疗体操,可采取步行、登楼梯、踏车、上下肢训练等,以改善肌肉代谢、肌力、全身运动耐力和气体代谢,提高免疫力。基本原则是以病人安全、可耐受为基础,采取低强度、渐进的康复训练方法。

1. 测定实际运动耐力 对于有条件的 COPD 病人,可以先进行活动平板或功率车运动试验,得到实际最大心率及 METS 值,然后根据测定结果确定运动强度。

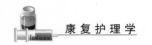

表 5-7　运动试验与运动强度安排关系表

运动试验终止原因	靶心率(最大心率%)	靶 METS 值(最大 METS%)
呼吸急促,最大心率未达到	75%～85%	70%～85%
达到最大心率	65%～75%	50%～70%
心血管原因	60%～65%	40%～60%

2. 体力训练　指导以呼吸体操及医疗体育为主的有氧运动等方法,可增强病人的体力康复,改善心肺功能。呼吸体操包括腹式呼吸与扩胸、弯腰、下蹲和四肢活动在内的各种体操活动,有氧体力训练有步行、爬斜坡、上下楼梯及慢跑等。开始运动 5～10 分钟,每天 4～5 次,适应后延长至 20～30 分钟,每天 3～4 次。其运动量由慢至快,由小至大逐渐增加,以身体耐受情况为度。一般 1～2 周后可使心肺功能显著改善。

3. 步行为主的有氧训练　通常可作最简单的 12 分钟行走距离测定,了解病人的活动能力。然后采用亚极量行走和登梯练习,改善耐力。开始进行 5 分钟活动,休息适应后逐渐增加活动时间。当病人能耐受每次 20 分钟运动后,即可以增加运动。每次运动后心率至少增加 20%～30%,并在停止运动后 5～10 分钟恢复至安静值。

4. 提高上肢活动能力　可以用体操棒做高度超过肩部的各个方向的练习或高过头的上肢套圈练习,还可手持重物(0.5～3.0 kg)做高于肩部的活动,每活动 1～2 分钟,休息 2～3 分钟。每天 2 次。

（五）心理护理

COPD 病人因长期患病,影响工作和日常生活,出现焦虑、抑郁、紧张、恐惧、悲观失望等不良心理,针对病情及心理特征及时给予精神安慰,心理疏导,做好家人及亲友工作,鼓励他们在任何情况下,都要给予病人精神安慰,调动各种社会关系给予精神及物质关怀,介绍类似疾病治疗成功的病例,强调坚持康复锻炼的重要性,以取得主动配合,树立战胜疾病的信心。

四、健康教育

1. 介绍呼吸道一般知识　如呼吸道的解剖结构、呼吸肌的功能。

2. 评估　COPD 病因、病理生理、症状的正确评估等。

3. 讲解康复治疗　包括意义、方法和注意事项。

4. 氧气的正确和安全使用　长期低流量吸氧可提高病人生存质量,使 COPD 病人的生存率提高 2 倍。在氧气使用过程中主要应防止火灾及爆炸。

5. 预防上呼吸道感染　病人易患上呼吸道感染,继发细菌感染后使支气管炎症状加重。可采用按摩、冷水洗脸、食醋熏蒸、增强体质等方法来预防上呼吸道感染。

6. 戒烟　各种年龄及各期的 COPD 病人均应戒烟。戒烟有助于减少呼吸道黏液的分泌,降低感染的危险性,减轻支气管壁的炎症,使支气管扩张剂发挥更有效的作用。

知识链接　••

2000 年 WHO 估计全世界有 274 万人死于 COPD,是当前全球第 4 位死亡原因,每年 COPD 可能影响多达 6 亿人。据世界银行、WHO 估计,1990 年 COPD 在疾病造成的负担中位居第 12 位,预计到 2020 年将达到疾病负担第 5 位,并成为第 3 大死亡原因。在中国总的 COPD 患病率为 8.2%,其中男性(12.4%)高于女性(5.1%),农村(8.8%)高于城市(7.8%),为农村慢性病病死率的首位。

第六节　冠状动脉粥样硬化性心脏病的康复护理

【案例】

病人,男性,62 岁。饱餐后不久突然感到胸骨后持续性压榨样闷痛 2 小时,向颈部放射,伴大汗、心悸、恐惧。血压 80/50 mmHg,面色苍白,烦躁不安。自服硝酸甘油未见好转。

【分析思考】

1. 该病人目前的主要功能障碍有哪些?

2. 对该病人如何进行健康教育?

◉**学习目标**

　掌握:冠心病康复护理措施及健康教育。

　熟悉:冠心病主要功能障碍的评定方法。

　了解:冠心病康复的概念。

一、概述

冠状动脉粥样硬化性心脏病(coronary atherosclerotic heart disease)是指冠状动脉粥样硬化使血管腔狭窄或阻塞,和(或)因冠状动脉功能性改变(痉挛)导致心肌缺血缺氧或坏死而引起的心脏病,统称冠状动脉性心脏病(coronary heart disease),简称冠心病。

冠心病是常见心血管疾病之一,严重地威胁着人们的生命安全。本病多发生于 40 岁以上男性,脑力劳动者较多,目前我国年发病率为 120/10 万人口,年平均病死率男性为 90.1/10 万,女性为 53.9/10 万。随着人民生活水平提高,期望寿命延长和膳食结构的改变,我国冠心病的发病率和病死率正在继续提高。

根据冠心病康复治疗特征,国际上将康复治疗分为 3 期。

Ⅰ期:指急性心肌梗死和急性冠状动脉综合征住院期,生命征稳定,无明显心绞痛者,大约在 2 周内。

Ⅱ期:指病人出院开始至病情稳定,家庭活动时无显著症状和体征者,时间为 5 ~ 6 周。

Ⅲ期:病情处于长期稳定状态,包括陈旧性心肌梗死、稳定型心绞痛及隐性冠心病,康复程序一般为 2 ~ 3 个月,自我锻炼应该持续终生。

二、主要功能障碍的评定

(一) 主要功能障碍

冠心病病人的主要功能障碍主要表现在以下几个方面:

1. 心血管功能障碍　冠心病病人往往减少体力活动,从而降低心血管系统的适应性,导致循环功能降低。主要表现在血容量减少,回心血量增加;心脏前负荷增大,心肌耗氧量相对增加;血流较缓慢,血液黏滞性相对增加。这种心血管功能衰退只有通过适当的运动训练才能解决。

2. 全身运动耐力减退　冠心病和缺乏运动均可以导致机体氧化代谢能力减退、吸氧能力减退、肌肉萎缩等,从而降低全身运动耐力。

3. 呼吸功能障碍　心血管功能障碍导致肺通气换气功能障碍,降低肺泡气体交换的效率,加重缺氧症状,即胸闷、气短。

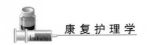

4. **代谢功能障碍**　表现为糖代谢障碍和脂质代谢障碍,主要原因是摄入过多而缺乏运动。

5. **心理障碍**　冠心病病人往往有不良的生活习惯,再加上心绞痛频繁发作,随时有发生心肌梗死的危险,给病人造成很大的心理负担,表现为焦虑、恐惧和不合作。

（二）康复护理评定

1. **一般状况评定**　包括病人的年龄、性别、职业、体重、家族遗传史,有无高血压、高血脂、糖尿病等。

2. **心电运动试验**　是一种心脏功能试验,又称心脏运动负荷试验,通过观察病人在运动负荷逐渐增加的状态下心电图变化和病人的反应来判断心肺功能的试验方法。目前多用活动平板、功率自行车等方法进行测定。注意一定是在合适的温度和湿度的室内,取得病人合作下,在试验前停用心血管类药物的前提下才能测试。

三、康复护理

冠心病病人康复护理的目标是改善心脏功能、减少再次心肌梗死和心脏停搏的发生,提高病人生活质量,包括从冠心病病人有临床表现时开始采取康复措施;康复服务的范围包括生理、心理、社会康复,并维持良好的适应性;对潜在的疾病过程采取针对性的措施,推迟其发展。具体内容包括:控制冠心病危险因素,增加病人相关知识,减少心理焦虑和抑郁,进行医院、家庭和社区3个方面的康复治疗,提高病人的生活自理能力。

（一）Ⅰ期、Ⅱ期康复

刚开始康复时必须在专业人员监测下,配合心电和血压的监护,主要内容是通过适当活动,减少卧床带来的不利影响。

1. **活动训练**　从床上的肢体活动开始,逐渐过渡到抗阻活动,如捏皮球、拉皮筋等,床上自行翻身、进食、洗刷、梳头、穿衣等日常生活活动可以早期进行。训练时注意控制运动量,活动时心率增加不应超过10次/分,并且不能出现心律不齐、血压下降等不良表现。

2. **呼吸训练**　主要是腹式呼吸,腹式呼吸的要点是吸气时腹部膨隆,呼气时腹部收缩,注意呼气和吸气要连贯,可以比较缓慢,但不可以憋气。

3. **坐位训练**　是康复重要的起始点,应该从第1天开始,由有依托坐位逐渐过渡到无依托坐位训练。

4. **步行训练**　从床边站立开始,注意克服体位性低血压,在站立无问题时开始床边步行,以便在疲劳时及时上床休息,最好在此阶段进行心电监护,因为活动范围明显增大。

5. **排便训练**　病人务必保持大便通畅,如有便秘,应该使用通便剂。病人排便以坐位为宜,禁忌蹲位排便或过分用力排便,并且卧位排便也不利于冠心病病人的康复,因为卧位时臀部抬高,回心血量增加,使心脏负荷增加,所以需要额外用力。

6. **上下楼训练**　可以缓慢上下楼,尤其是上楼,负荷量较大,所以必须保持非常缓慢的速度,每上一个台阶休息一会儿,保证没有任何不良症状出现。

7. **心理康复与常识宣教**　护士应该对病人安排医学常识的教育,让其知道一些注意事项和诱发因素,特别要强调戒烟、戒酒,进食低盐、低脂饮食,养成良好的生活习惯,可以参加适当的娱乐活动,如降压操、太极拳、园艺活动等。

8. **康复方案调整与监护**　在活动过程中活动量要循序渐进增加,不能有不良反应,若运动心率增加小于10次/分,就可以进入下一阶段训练,若是超过20次/分应该退到前一阶段活动,或暂时停止康复训练,为了保证安全,尽量在心电监护下来完成。

9. 安排出院　若心电监护下病人可步行200 m,无症状和心电图异常可以安排出院。出院后每周安排门诊随访一次,任何不适均应该及时就医。

（二）Ⅲ期康复

此期康复是重点时期,康复治疗以等张和节律性的有氧运动训练为主,有氧运动可以降低冠心病的危险性,控制血压、血脂、血糖,改善心理状态。

1. 康复目标　巩固前两期的康复效果,控制危险因素,改善或提高心血管功能和身体活动能力,最大程度地恢复其生活与工作能力。

2. 康复原则

（1）个体化　根据病人的年龄、爱好、心理状态和需求等制订康复护理方案。

（2）循序渐进。

（3）持之以恒　训练效应是量变到质变的过程,康复训练需要长期维持,如果训练中要休假,也应制订与运动形式相类似的活动坚持锻炼。一般认为额定训练时间内产生的效应在停止训练类似的时间后消失。

（4）兴趣性　根据病人的兴趣爱好选择训练项目,可以提高病人治疗的积极性,或采取群体竞赛的形式,穿插一些活动性游戏来增加大家的积极性。

（5）全面性　冠心病病人往往合并有其他功能障碍或其他脏器疾病,同时也常伴有心理障碍,所以对病人要从整体看待,进行全面康复。

3. 康复方案　全面康复包括有氧训练、医疗体操、放松性训练、行为训练、心理疗法、作业疗法等,但在整个过程中应以有氧训练为主。

（1）运动方式　以肌肉等张收缩为主,大的骨骼肌运动的全身性运动最为理想。这类运动包括散步、快步行走、跑步、骑自行车、游泳、平板运动等,根据病人爱好和现有的条件进行选择。无论哪一种,都要注意安全。

（2）运动量　运动量是康复治疗的核心,要达到一定的阈值才能产生效果,通过运动负荷试验测出病人的最大耗氧量和最大心率。靶强度一般是最大耗氧量的60%～80%;靶心率是最大心率的70%～85%,这样强度最有效。运动量过小则作用很小,过大则有害。

（3）运动持续时间及频率　运动强度与运动持续时间呈逆相关。运动强度在最大耗氧量的75%水平时,持续运动20～30分钟,最为有效。多于45分钟,效果不但不增加,反而有害,如出现骨骼、肌肉、关节损伤等。每周1次运动训练,多无显效,每周4次比2次效果增加1倍,每周5次以上可有不良反应。一般主张每周3～4次。即隔天1次为好。

（4）准备运动与整理运动　机体从安静状态下进入运动状态时,需有适应过程。准备运动对防止心血管意外、骨关节损伤等均有好处。从运动状态转入静止时,虽运动已停止,但运动状态的调节在一定程度上持续进行,血液集聚在末梢静脉,所以心排血量低下,可出现心、脑供血不足,产生眩晕、晕厥、心律不齐等。在运动前后各安排5～10分钟的准备、整理活动非常必要,最好编排体操节目。整理运动又可加速乳酸的清除,促进疲劳早期恢复。

四、健康教育

1. 合理膳食　改变膳食习惯,摄取低热量、低胆固醇饮食。少吃或不吃蔗糖或葡萄糖等简单的碳水化合物。多食新鲜蔬菜和水果、豆制品、植物油。尽量少吃肥肉、动物油、高脂奶品以及蛋

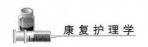

黄、动物内脏等食品,严禁暴饮暴食。

2. 改变不正确的生活方式,避免紧张、情绪激动 心理社会因素在冠心病的发生、发展中起到重要作用。具有 A 型行为的人,性格急躁、醉心于工作、无休止的向上要求,持续地处于紧张状态,竞争性强、喜争吵、易发怒,乃至无端的敌意,这种人极易患冠心病。因此要进行行为矫治。训练病人消除持的续地时间紧迫感和无端敌意。

3. 知识介绍 向病人和家属介绍冠心病的知识以及运动的重要性,避免竞技性运动。

4. 控制高血压、糖尿病、高脂血症和肥胖等危险因素 早期、长期控制高血压,可以减少心肌梗死的发病率和病死率。另据调查资料表明,冠心病体型肥胖者远较体瘦者多,要控制饮食,增加体力活动。应当注意,减肥不可过快,最初 2 周减少 1 kg,继之,1 个月减 2 kg。如果 1 个月减少 4 kg 或以上,对身体有害无益。

5. 日常生活习惯及吸烟 帮助病人戒烟、少饮酒和浓咖啡浓茶,保证充足睡眠,注意保暖。吸烟对心血管的害处,已广泛宣传,但收效不大。必须耐心地反复宣传,尤其在心肌梗死以后,更应劝其戒烟,因为戒烟可以减少复发。

6. 家中备药 冠心病病人在家中应备有硝酸甘油等急救药物,并且要随身携带,以便发病的时候能及时服用。

7. 定期复查 定期到医院复查,如有病情变化及时采取有效治疗。

(王 丽)

第七节 颈椎病的康复护理

【案例】

病人,女性,48 岁。因颈背部疼痛伴右肩臂向肘部放射性疼痛 2 年入院。

入院时情况:颈部活动受限,活动度可,颈项肌紧张;右肩外展、后伸受限;头痛、头晕、记忆力减退、双眼视物模糊。颈功能活动:前屈 15°、后伸 20°、左侧屈 10°、右侧屈 10°、左侧旋 45°、右侧旋 45°,压顶试验(+)、椎间孔挤压试验(+)、神经根挤压试验(+)、颈牵引试验(+)。

【分析思考】

1. 请针对目前病人的功能情况,简述如何进行康复评定。

2. 简述颈椎病的康复护理措施。

◉**学习目标**

掌握:颈椎病的康复护理措施。

熟悉:颈椎病的主要功能障碍的评定。

了解:颈椎病的概念及健康教育。

一、概述

颈椎病(cervical spondylosis)是由颈椎间盘、椎间关节的退变刺激或压迫其周围的神经、血管、脊髓、肌肉等组织所引起的一系列临床表现。颈椎病可诱发多种疾病,所侵害的部位可涉及脊髓、神经、血管等多种重要组织,进而诱发多种特异性表现。

颈椎病好发部位依次为 $C_5 \sim C_6$、$C_6 \sim C_7$、$C_7 \sim T_1$。颈椎病的患病率高,多发于中老年人,据报道,50 岁的患病率为 25%,60 岁为 50%。

（一）病因

颈椎位于活动的头颅与相对固定的胸廓之间,是脊柱中体积最小、灵活性最大、活动频率最高的节段。由于处于特殊的位置,支撑着头颅的重量,并经常做屈、伸、侧屈、旋转活动,既要求有高度的灵活性,又要有一定的稳定性。因此,颈椎的退变较早,包括椎间盘、椎间关节、韧带等,尤以椎间盘的退变为突出。病因多样,病理过程复杂。

（二）临床表现

颈椎病的典型症状表现为颈、肩、背、上肢疼痛,甚至四肢麻木,可伴有头痛、头晕、耳鸣、耳聋、视物不清等。依据病变的节段不同,表现各异。

按照临床表现的不同,通常可将颈椎病分为以下类型：

1. 神经根型颈椎病 由椎间孔狭窄、颈神经根受累所致。常有外伤、长时间从事伏案工作和睡眠姿势不当的病史。表现为颈神经根支配区感觉和运动障碍。好发于 $C_5 \sim C_6$、$C_6 \sim C_7$ 及 $C_4 \sim C_5$。检查可见颈部活动受限,棘突、棘突旁或沿肩胛骨内缘有压痛点。主要临床表现为颈部活动受限,颈肩臂疼痛,向前臂或手指放射,手麻,手或臂无力感,持物不稳或失落。

2. 椎动脉型颈椎病 椎间隙的变窄、钩突变尖刺激或压迫椎动脉,引起椎—基底动脉供血不足的临床表现。典型症状为转头时突发眩晕、恶心、呕吐、四肢无力、共济失调,甚至猝倒,但意识清楚,卧床休息症状可消失。症状严重者或病程长久者,可出现脑干供血不足,表现为进食呛咳、咽部异物感、说话吐字不清,以及一过性耳聋、失明等症状。

3. 交感型颈椎病 病变累及交感神经引发交感神经功能紊乱的临床表现。其主观症状多,客观体征少。表现为头晕、头痛、颈肩背痛、颈椎及上胸椎棘突压痛;面部麻木或半身麻木、凉感、无汗或多汗、针刺感迟钝;眼部胀痛、干涩或流泪、视物不清或彩视;耳鸣或耳聋;心动过速或过缓、心律不齐;情绪不稳定、睡眠不良,对疾病恐惧多虑等为其常见的临床表现。

4. 脊髓型颈椎病 发病缓慢,逐渐加重或时轻时重。由颈椎间盘的突出物刺激或压迫交感神经纤维,反射性地引起脊髓血管痉挛、缺血而产生脊髓损害症状。病人表现为颈肩痛伴有手足或肢体麻木、僵硬,肌力减弱或步态异常,行走不稳,有足下踩棉花感,可有尿频、尿急或排尿困难,严重者发展至四肢瘫痪、尿潴留、卧床不起。体检可见颈部活动受限不明显,肢体远端常有不规则的感觉障碍、腱反射亢进、肌张力增高和病理反射。

5. 混合型颈椎病 兼有上述 2 种以上类型的症状和体征。通常是以某型为主,伴有其他型的部分表现。

二、主要功能障碍的评定

（一）功能障碍

依据颈椎病的分型,神经根型主要功能障碍为上肢麻、手麻、无力等上肢功能障碍,严重者可影响 ADL 能力。脊髓型依严重程度,可能表现为四肢麻木、无力、步态异常,影响上下肢功能,严重者可能造成截瘫。椎动脉型一般不影响四肢功能,轻度影响生活和工作,但头晕严重者也可影响 ADL 能力。交感型不影响四肢功能。

（二）评估

颈椎病的评估可以从疼痛程度、颈椎活动范围进行单项评定,也可从症状体征以及影响 ADL

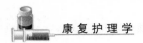

的程度进行综合性的评定。其中,针对疼痛程度,可以采用 VAS 划线法,针对颈椎活动范围,可以采用方盘量角器进行颈椎屈曲、伸展、侧弯以及旋转度的具体测量。综合性评定有多种量表可以选用,但应注意各种量表针对不同类型的适用范围。

1. 一般状况的评估 ①颈椎的活动范围,颈椎的屈、伸、侧屈及旋转,以及病人对这种活动变化的反应。②肌力的测定。③感觉和反射的测定。④疼痛和压痛点的测定。⑤肌电图和神经传导速度测定。⑥影像学的评定。⑦ADL 能力评定。

2. 专项评估 包括颈椎稳定性评定、颈椎间盘突出功能损害的评定和脊髓型颈椎病的功能评定等。日本骨科学会(Japanese Orthopedics Association,JOA)对脊髓型颈椎病的 17 分评定法应用较为普遍。17 分为正常值,分值越低表示功能越差(表5-8)。

表5-8 脊髓型颈椎病评定法

项目	程度	分值(分)
上肢运动功能	不能自己进食	0
	不能用筷子但会用勺子进食	1
	手不灵活但能用筷子进食	2
	用筷子进食及做家务有少许困难	3
	无障碍但有病理反射	4
下肢运动功能	不能行走(卧床不起)	0
	用拐仗可在平地行走少许	1
	可上下楼,但要扶扶梯	2
	行走不稳,也不能快走	3
	无障碍但有病理反射	4
上肢感觉功能	严重障碍	0
	轻度障碍	1
	正常	2
下肢感觉功能	严重障碍	0
	轻度障碍	1
	正常	2
躯干感觉功能	严重障碍	0
	轻度障碍	1
	正常	2
膀胱功能	尿闭	0
	尿潴留,排尿费力	1
	排尿异常(尿频、残尿感)	2
	正常	3

三、康复护理

颈椎病的发病主要是由长期劳损、局部生物力学失衡所致。因而其治疗应着眼于恢复其正常的生物力学关系。非手术或手术疗法均能达此目的。

（一）卧床休息

卧床休息可减少颈椎负荷,有利于局部充血、水肿的消退,症状的消除或减轻。

颈椎有正常的生理弯曲,从侧面看,颈椎有轻度前凸;从正面看,颈椎排列是一直线。当保持这种状态时,颈部的肌肉、韧带、椎间盘及颈部其他器官,如气管、颈动脉、静脉和神经组织才能处于正常生理状态。因此,颈部姿势对颈椎病症状有明显影响,其中睡眠姿势的影响尤大,一个成年人,每天有 1/4 ~ 1/3 的时间是在睡眠(枕头上)中渡过,所以枕头一定要适合颈部的生理要求。

一般以仰卧时头枕于枕上,枕中央在受压状态下高度 10 ~ 15 cm 为宜,而在枕的两端,应比中央高出 10 cm 左右,因为侧卧时,肩部在下垫起,会使颈椎弯曲,增加枕两端高度则可消除这一不良影响,保证颈椎的生理弯曲。一般情况下,枕头的高度以醒后颈部无任何不适为宜。

合乎人体生理状况的枕头应该具有以下特点:曲线造型符合颈椎生理弯曲;枕芯可以承托颈椎全段,使颈肌得到充分的松弛和休息;枕芯透气性良好,避免因潮湿而加重颈部不适;睡枕应软硬、大小适中(图5-7)。

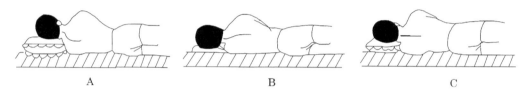

图 5-7　颈椎病对睡枕的要求
A. 高枕致颈椎侧弯;B. 低枕致颈椎侧弯;C. 枕高合适

（二）纠正颈姿

颈椎病的起病与头部长期所处位置有密切关系,本病发病与职业有高度相关性,通常伏案或低头位工作者多见。颈肩部软组织慢性劳损,是发生颈椎病的病理基础,故纠正生活、工作中的不良姿势,防止慢性损伤,对颈椎病的防治显得尤为重要。长期伏案工作者,应定时改变头部体位,合理调整头与工作面的关系,不宜长期低头伏案看书或工作,也不宜长期仰头工作,因为两者都可破坏颈椎的生理平衡,造成颈椎周围的软组织劳损或肌肉韧带和关节囊的松弛而影响颈椎的稳定。

（三）颈椎操

要加强对颈背部肌肉的锻炼,增强其功能运动及肌肉力量,以保持颈椎具有较好的稳定性;通过颈部关节活动功能练习,恢复及增进颈椎的活动范围,防止僵硬;同时可改善颈部血液循环,促进炎症消退,解除肌痉挛,减轻疼痛,防止肌肉萎缩。这里介绍一组颈椎操,具体做法如下:

1. 仙鹤点头(类似于麦氏的颈项牵拉)　先做预备姿势(立正姿势,两脚稍分开,双手撑腰)。练习时低头看地,以下颌能触及胸骨柄为佳;还原至预备姿势;动作宜缓慢进行,以呼吸一次做一个动作为宜。

2. 犀牛望月(类似于麦氏抬头拉颈)　预备姿势同上,练习时缓慢抬头,双目仰望天空;还原至预备姿势;呼吸一次做一个动作。

3. 金龟摆头(类似于麦氏侧弯颈椎)　预备姿势同上,练习时头颈向左侧弯,左耳尽力靠向左肩;还原至预备姿势;头颈向右侧弯,右耳尽力靠向右肩,还原。动作要配合呼吸,缓慢进行。

4. 金龙回首　预备姿势同上,练习时头左右旋转,先用头部旋转,再以颏部尽力接触肩峰,还原。

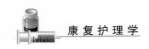

以上4个动作按节律反复进行,主要是练习颈部的伸屈与侧弯功能。每动作可做2个八拍(按做操口令)。每天可进行1~2次。

(四)饮食调理

颈椎病不同于冠心病、高血压、糖尿病等,与饮食无特殊的关系。因此,颈椎病病人在饮食上没有特殊的禁忌,但也应注意摄取营养价值高的食物。

(五)佩戴颈围

可按需选用颈围领或颈托,均可起制动和保护作用。有助于组织的修复和症状的缓解,配合其他治疗方法同时进行,可巩固疗效,防止复发,但长期应用颈托可引起颈背部肌肉萎缩、关节僵硬,不利于颈椎病的康复,故仅在颈椎病急性发作时使用(图5-8)。

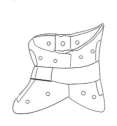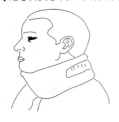

图5-8　颈围

四、健康教育

1. 避免诱发因素　颈椎病是一种慢性病,故应以预防为主。颈椎病的致病因素复杂,但总的可以分为内因(体内因素,如机体衰老、先天性椎管狭窄、先天性颈椎畸形等)和外因(如急慢性外伤、落枕、过度疲劳、强迫体位工作、姿势不良等),两者可以互为因果。内因是致病的基础,而外因是可以预防的。

2. 防止外伤　设法避免各种生活意外及运动损伤,如乘车中睡眠,急刹车时,极易造成颈椎损伤,故应尽量防止。劳动或走路时要防止闪伤、挫伤。在头颈部发生外伤后,应及时去医院早期诊断、早期治疗,以免贻误病情。

3. 矫正不良姿势　要注意防止外伤和纠正工作与生活中的不良姿势,注意预防慢性损伤。

第八节　肩周炎的康复护理

【案例】

病人,男性,55岁。以左肩部疼痛,活动受限1年,加重2天入院。入院查体:左肩部活动功能受限,上举和后伸功能受限明显,喙突处及小结节、结节间沟处压痛明显,冈下窝压痛。X线平片示肩关节未见明显异常。

【分析思考】

1. 请针对目前病人的功能情况,简述如何进行康复评定。

2. 简述肩周炎的康复护理措施。

⊙学习目标

　　掌握:肩周炎的康复护理措施。

　　熟悉:肩周炎的主要功能障碍的评定。

　　了解:肩周炎的概念及健康教育。

一、概述

肩周炎(scapulohumeral periarthritis)是肩关节周围炎的简称,临床表现以肩痛与运动功能障碍为主要特征,它并非是单一病因的病变。广义的肩周炎包括肩峰下滑囊炎、冈上肌腱炎、肱二头肌长头肌腱及其腱鞘炎、喙突炎、冻结肩、肩锁关节病变等多种疾患。狭义的肩周炎在国内习惯称为"冻结肩"。多见于中老年人,50 岁左右是高发年龄,因而有"五十肩"之称,在中医学中称为"凝肩"或"漏肩风"。

如肩关节疼痛持续 3 个月以上仍无肩关节运动功能障碍,可排除肩周炎。本病病因尚不清楚,可能与自身免疫反应、内分泌失调有关,在颈椎病、糖尿病及偏瘫病人中本病发病率较高。本病为自限性疾患,但病程较长,经过数月乃至数年时间,炎症逐渐消退,症状得到缓解。

（一）病因病理

肩周炎的发病过程可分为 3 个阶段:

1. 第 I 期　是肩周炎的急性发病阶段,病变主要位于肩关节囊,是由于炎症、疼痛而引起反射性肌肉痉挛等为主要病理变化,而无软组织粘连等不可逆转的病理改变。临床表现以疼痛和肩关节的功能障碍为主要特征,是肩周炎的初期阶段。

2. 第 II 期　是肩周炎的急性发病过程迁延至慢性的发病阶段,此期除关节囊挛缩外,关节周围大部分软组织均受累,肩部疼痛的症状减轻,但由于关节周围软组织在炎症反应以后发生挛缩、增生、肥厚和粘连等,严重限制肩关节活动,所以此期为软组织发生器质性病理改变的阶段。

3. 第 III 期　炎症过程自行消退,病理停止发展,炎症逐渐消退,症状逐渐缓解,肩部粘连缓慢性、进行性松解,活动度逐渐增加。

（二）诊断

肩周炎诊断不难,凡有肩关节局部疼痛,且疼痛与活动相关,后期伴有肩关节各向活动受限,排除颈椎病、心胸疾病以及上腹部疾病病人,即可确诊。

二、主要功能障碍的评定

肩周炎的评估主要侧重于疼痛、关节活动范围和日常生活活动能力 3 个方面的综合评定,采用百分五级评定法。总分 100 分,其中疼痛 30 分、关节活动度 30 分、日常生活活动能力 40 分（表5-9）。

表 5-9　肩周炎的评估

项目	程度	分值（分）
疼痛	无痛	30
（满分 30 分）	活动时疼痛但程度较轻	20
	不动时疼痛较轻,活动时加重,但可忍受,偶有夜间痛	10
	疼痛难忍,夜间尤重,影响睡眠,需服止痛药	0
关节活动范围		
前屈上举	前屈上举≥150°	15
（满分 15 分）	120°≤前屈上举＜150°	12
	90°≤前屈上举＜120°	9
	60°≤前屈上举＜90°	6
	30°≤前屈上举＜60°	3
	前屈上举＜30°	0
外旋	外旋≥40°	9

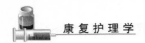

项目	程度	分值（分）
（满分9分）	30°≤外旋<40°	6
	20°≤外旋<30°	3
	外旋<20°	0
内旋（手背后伸）	手可触及 T_{12}	6
（满分6分）	手可触及 L_5 以上 T_{12} 以下	4
	手可触及尾骶部	2
	手不能触及尾骶部	0
日常生活活动能力		
穿脱套头衣	容易完成	5
（满分5分）	勉强完成	3
	不能完成	0
穿脱开口衣	容易完成	5
（满分5分）	勉强完成	3
	不能完成	0
翻衣服领	容易完成	5
（满分5分）	勉强完成	3
	不能完成	0
刷牙	容易完成	5
（满分5分）	勉强完成	3
	不能完成	0
梳头	容易完成	5
（满分5分）	勉强完成	3
	不能完成	0
用手触对侧腋窝	容易完成	5
（满分5分）	勉强完成	3
	不能完成	0
系裤带	容易完成	5
（满分5分）	勉强完成	3
	不能完成	0
便后使用卫生纸	容易完成	5
（满分5分）	勉强完成	3
	不能完成	0

评分标准：Ⅰ级：100分；Ⅱ级：≥80分，<100分；Ⅲ级：≥60分，<80分；Ⅳ级：≥40分，<60分；Ⅴ级：<40分

三、康复护理

（一）生活护理

工作要劳逸结合,注意局部保暖,特别要注意在空调房中时,不要坐在冷风口前,保护肩关节不受风寒,夏季夜晚不要在窗口、屋顶睡觉,防止肩关节长时间受冷风吹袭。

（二）运动治疗

目前国内外治疗方法有运动疗法(含推拿、松动治疗)、理疗、口服药物、局部或关节腔药物注射、针灸、牵引等,均有一定的效果。但不管采用何种治疗,医疗体育是基础,只有依靠行之有效的运动锻炼,才有可能较快较理想地恢复肩关节功能。

1. Condman 钟摆运动　适用于第Ⅰ期、第Ⅲ期的病人,既可通过运动改善关节活动范围及关节腔内滑液流动,缓解疼痛,又可预防肩周炎后期的粘连,为肩周炎早期的自我治疗。具体方法为:体前屈90°,健侧肢体支撑在桌子等上,患侧肢体下垂向前后摆动,内外摆动,划圈摆动,幅度由小到大,手握重物,逐步加负重(1～3 kg,3～5 kg),每次20～30分钟,每天1～2次(图5-9)。

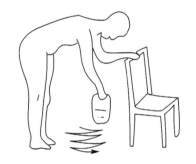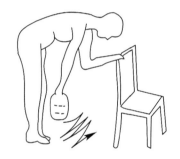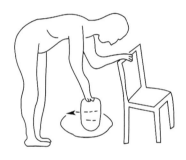

图5-9　Condman 钟摆运动

2. 体操棒练习　预备姿势为病人持体操棒于体前,两手抓握棒的距离尽可能大些,分腿直立。为防止以肩带活动代替肩关节活动可用压肩带(图5-10)。

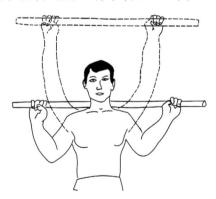

图5-10　体操棒练习

（1）具体方法　①前上举,以健臂带动患臂,缓慢做前上举,重复15～30次。②患侧上举,以健臂带动患臂缓慢做患侧的侧上举,重复15～30次。③做前上举后将棒置于颈后部,并还原放下,重复15～30次。④两臂持棒前平举,做绕圈运动,正反绕圈各重复15～30次。⑤将棒置于体后,两手分别抓握棒两端,以健臂带动患臂做侧上举,重复15～30次。⑥将棒斜置于体后,先患侧手抓上端,健侧手抓下端,以健臂带动患臂向下作患肩外旋动作,重复15～30次,然后换臂,

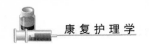

健侧手抓上端,患侧手抓下端,健侧臂上提做患肩内旋动作,重复15~30次。其他还可选用定滑轮装置,健臂辅助患肩做屈、伸、旋转活动等。

（2）注意事项　①上述动作范围宜逐渐增大。②如一动作完成后感觉肩部酸胀不适,可稍休息后再做下一动作。③每一动作均应缓慢,且不应引起疼痛。

上述锻炼方法宜每天多次进行,如在家时,可因地制宜,根据以上原则和要领进行锻炼。

（三）保护肩关节

在同一体位下避免长时间患侧肩关节负荷,如患肢提举重物等。维持良好姿势,减轻对患肩的挤压。维持足够关节活动度范围和肌力训练。疼痛明显时要注意患侧肩关节的休息,防止有过多的运动,同时避免再次发生疲劳性损伤。疼痛减轻时,可尽量使用患侧进行 ADL 技能的训练。

（四）良肢位

较好的体位是仰卧时在患侧肩下放置一薄枕,使肩关节呈水平位。该体位可使肌肉、韧带及关节获得最大程度的放松与休息。健侧卧位时,在病人胸前放置普通木棉枕,将患肢放置上面。一般不主张患侧卧位,以减少对患肩的挤压。避免俯卧位,因为俯卧位既不利于保持颈部、肩部的平衡及生理曲度,又影响呼吸道的通畅,应努力加以纠正。

（五）关节松动术

关节松动术主要是用来活动、牵伸关节。故本疗法对肩周炎有较好疗效。根据肩部病变程度,采用不同的分级方法进行治疗。

（六）按摩

按摩是中国传统医学治疗肩周炎的有效方法之一,手法包括松肩、通络、弹筋拨络、动摇关节等。按摩治疗每天 1 次,10 次为 1 疗程。

四、健康教育

1. 治疗原发病　如颈椎病、类风湿关节炎、骨质疏松症等。

2. 加强生活护理　防受寒、防过劳、防外伤。尽量减少使用患侧的手提举重物或过多活动肩关节,以免造成进一步疲劳性损伤。

3. 坚持运动训练　教会病人有效医疗体操的做法、肌肉完全放松运动、腹式深呼吸和局部自我按摩等。

4. 改变病人对疼痛的认知　改变病人对疼痛的认知和处理过程来帮助病人学习自我控制和自我处理疼痛的能力。

（刘永兵　张立峰）

第九节　腰椎间盘突出症的康复护理

【案例】

病人,男性,50 岁。腰臀部及右小腿阵发性胀痛伴活动受限 6 年余,加重半年。入院查体:L_4、L_5、S_1 棘间隙处明显压痛、叩痛,两侧椎旁压痛较轻。直腿抬高试验:阳性。腰椎 CT 检查:L_4 ~ L_5 腰椎间盘突出（中央型）,硬膜囊受压;L_5 ~ S_1 腰椎间盘突出（右后方）,硬膜囊未见明显受压;腰椎退行性变。

【分析思考】

1. 请针对目前病人的功能情况,简述如何进行康复评定。

2. 简述腰椎间盘突出症的康复护理措施。

◎学习目标

掌握:腰椎间盘突出症的康复护理措施。

熟悉:腰椎间盘突出症的主要功能障碍的评定。

了解:腰椎间盘突出症的概念及健康教育。

一、概述

腰椎间盘突出症(lumbar disc herniation,LDH)主要是指腰椎,尤其是 $L_4 \sim L_5$、$L_5 \sim S_1$、$L_3 \sim L_4$ 的纤维环破裂和髓核组织突出压迫和刺激相应水平的一侧或双侧坐骨神经所引起的一系列症状和体征。在腰椎间盘突出症的病人中,$L_4 \sim L_5$、$L_5 \sim S_1$ 突出占90%以上,年龄以 $20 \sim 50$ 岁多发,随年龄增大,$L_3 \sim L_4$、$L_2 \sim L_3$ 发生突出的危险性增加。诱发因素有退行性变、职业、吸烟、心理因素、医源性损伤、体育活动、寒冷以及肥胖等。

(一) 危险因素

1. 个人因素

(1)年龄　腰椎间盘突出症在不同年龄段均可发生,但以 $35 \sim 55$ 岁为多见。

(2)体型　如肥胖、妊娠等均与腰椎间盘突出症相关。

(3)遗传　部分病例有家族相关性,椎间盘变性最主要由遗传与原因不明的因素所决定。

(4)其他　如腰骶结构不良(隐性脊柱裂、骶裂)、与内分泌相关疾患等。

2. 肌力失衡　躯干背伸肌、屈肌群的肌力失衡均可导致腰椎间盘突出症,脊柱背伸肌耐力不足常易引发非特异性腰痛。

3. 吸烟　腰椎间盘突出症的流行率可随吸烟量上升而增加。

4. 职业因素

(1)重体力劳动　与腰背痛流行率呈正相关。

(2)工作体位　习惯性不良工作、生活姿势,长时间保持坐位或立位的职业较之工作时能经常变换体位者,腰椎间盘突出症的发病率更高。

(3)振动　车辆驾驶员腰背痛发生率较高,与脊柱受到振动及长时间处于坐位有关。

5. 心理因素

(1)社会心理因素　工作环境所造成的心理应激增加、对工作满意度、注意力高度集中及责任重大、工作时间长、工作单调等,均与发病率相关。

(2)个体心理因素　包括人格特征、情感因素等,均与发病相关。另外,个体对疼痛的敏感性、耐受性也影响到就诊率。

(二) 临床表现

1. 典型表现　腰痛或一侧腰痛、臀痛,腰部活动受限,侧突者可伴有一侧下肢放射性疼痛或麻木,中央型突出者可伴有间歇性跛行等。

2. 体征　腰椎或其椎旁有压痛,神经根刺激征阳性(直腿抬高试验及加强试验),屈颈挺腹

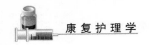

加压试验阳性,沿一侧坐骨神经分布区有感觉异常等。

二、主要功能障碍的评定

康复评估可从疼痛程度、肌力、腰椎活动度、腰骶段曲度、对工作、生活影响程度等几方面进行评估。可进行单项评估(MMT、ROM - T、ADL - T)或综合评估(表5-10)。

表5-10 腰痛评估表

项目	程度	分值(分)
自觉症状(最高分9分)		
腰痛	无	3
	偶有轻度腰痛	2
	常有轻度腰痛,或偶有严重腰痛	1
	常有剧烈腰痛	0
下肢痛和(或)麻木	无	3
	偶有轻度下肢痛和(或)麻木	2
	常轻度下肢痛和(或)麻木,或偶有严重下肢痛和(或)麻木	1
	常有剧烈下肢痛和(或)麻木	0
步行能力	正常	3
	步行500 m以上发生疼痛、麻木和(或)肌无力	2
	步行500 m以内发生疼痛、麻木和(或)肌无力	1
	步行100 m以内发生疼痛、麻木和(或)肌无力	0
临床检查(最高分6分)		
直腿抬高试验	正常	2
	30°~70°	1
	<30°	0
感觉	正常	2
	轻度感觉障碍	1
	明显感觉障碍	0
肌力(两侧肌力均减弱时以严重一侧为准)	正常(5级)	2
	轻度肌力减弱(4级)	1
	重度肌力减弱(0~3级)	0
日常生活动作(最高分14分)		
睡觉翻身	容易	2
	困难	1
	非常困难	0
站立	容易	2
	困难	1
	非常困难	0

续　表

项目	程度	分值(分)
洗脸	容易	2
	困难	1
	非常困难	0
弯腰	容易	2
	困难	1
	非常困难	0
长时间(1 小时)坐立	容易	2
	困难	1
	非常困难	0
持重物或上举	容易	2
	困难	1
	非常困难	0
行走	容易	2
	困难	1
	非常困难	0
膀胱功能(最高分 0 分)(应除外尿路疾患)	正常	0
	轻度排尿困难(尿频、排尿延迟)	−3
	重度排尿困难(残尿感、尿失禁)	−6
	尿闭	−9
自我满意程度(参考)	很好(治愈)	
	好(改善)	
	无变化	
	恶化	
精神状态(参考)	主诉(疼痛)性质部位程度不确定	
	疼痛伴有从功能上难以解释的肌力减弱、疼痛	
	过敏和自主神经改变	
	多医院多科室就诊	
	对手术期望值过高	
	以往手术部位异常疼痛	
	病休时间超过 1 年	
	职业及家庭生活不满意	
	工伤及交通事故	
	精神科治疗史	
	医疗纠纷史	

注:最高总评分为 29 分。根据治疗前后评分可分别计算出改善指数和改善率

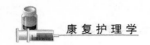

三、康复护理

由于腰椎的功能由活动度、肌力、协调性和稳定性组成,康复护理也应重点落在这几个方面。康复护理原则为防治结合、动静平衡。所谓防即要防止发生,特别是防止复发,因而功能训练是长期的。所谓动静平衡强调恢复脊柱的协调性与稳定性,即动态、静态的力学平衡。

1. 卧床休息 卧床休息是非手术疗法的基础。大多数病人具有腰痛、腿痛等症状,特别是轻中度腰椎间盘突出的病人卧床休息可使疼痛症状明显缓解或逐步消失。腰椎间盘压力坐位最高,站位居中,平卧位最低。在卧位状态下可去除体重对腰椎间盘的压力。制动有利于椎间盘周围静脉回流,消除水肿,加速炎症消退;避免走路或运动时腰骶神经在椎管内反复移动对神经根的刺激。可减轻肌肉收缩力与椎间各韧带紧张力对椎间盘所造成的挤压,使椎间盘处于休息状态,有利于椎间盘的营养供应,使损伤纤维环得到修复,突出髓核回纳。

2. 体位疗法 根据腰椎间盘突出症病因的不同,可分别选用不同的体位疗法,急性发作时,应采取平卧位,开始可能仅能维持数分钟,以后逐步增加至 1~2 小时,即可上升至第 2 级,升级标准为维持该姿势 1~2 小时无不适(无疼痛),一般 1~2 天后,可升 1 级(图5-11)。

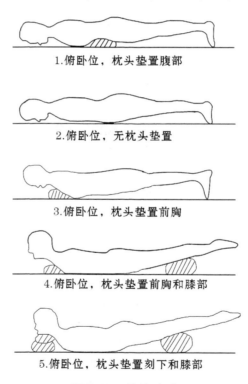

1.俯卧位,枕头垫置腹部

2.俯卧位,无枕头垫置

3.俯卧位,枕头垫置前胸

4.俯卧位,枕头垫置前胸和膝部

5.俯卧位,枕头垫置刻下和膝部

图5-11 体位疗法

3. 肌力训练 神经根刺激症状消除后即应开始增强腰背肌及腹肌的训练,以恢复脊柱的稳定性,防止应力分布不匀。本病病人常有腰背及腹肌肉萎缩,进而加重脊柱不稳,使症状易于再发,如此反复,形成恶性循环,故必须进行腹背肌锻炼,常用有 Mckenzie 式背伸肌训练及 Williams 式前屈肌训练(见图5-12)等。强力的腰椎屈伸及扭转躯干可引起椎间盘压力大幅度增加,应予以限制。肌力训练主要适用于亚急性期与慢性期。

4. 腰椎牵引 根据牵引重量和牵引的持续时间将腰椎牵引分为慢速牵引和快速牵引。慢速牵引所用牵引重量小,每次持续时间长,需多次牵引。

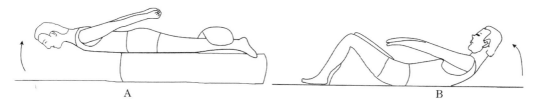

图 5-12　Mckenzie 式伸肌训练及 Williams 式屈肌训练
A. Mckenzie 式伸肌训练;B. Williams 式屈肌训练

（1）慢速牵引　包括很多方法,如自体牵引也称重力牵引、骨盆牵引。目前临床牵引重量多为体重的 70% 至超过体重的 10%。每次牵引时间为 20～40 分钟。

（2）快速牵引　以中医的"人工拉压复位"法最为典型。

牵引的外力可使腰椎间盘内压下降,突出的髓核因椎间盘中心负压而暂时回纳,一旦外力去除之后,即使髓核再度突出,仍可能改变原突出物与神经根的相对位置关系,达到解除根性压迫,消除症状体征的目的。牵引中及牵引后应注意预防牵引反应。

5. 手法治疗　运用各种手法治疗腰椎间盘突出症常有较好疗效,是我国传统医学特色之一,现在西方国家也获得普遍认可及应用。手法治疗的机制,主要是恢复脊柱的力学平衡,特别适用于腰椎间盘突出症等。但针对不同病因,应采用适宜的手法。

6. 理疗　腰椎间盘突出症急发时可选用局部冰敷进行消肿止痛;亚急性期可用温热疗促进局部血液循环,消除无菌性炎症,消除局部水肿;治疗性超声、电疗如直流电药物离子导入疗法可消除局部粘连及水肿等,低中频电疗可消除局部肌痉挛等,高频电疗如短波等以及 EMG 生物反馈均可酌情选用。

7. 康复工程

（1）配用内置支撑钢条的弹力腰围　可用于腰椎间盘突出症急性发作时,但应注意佩戴腰围虽然可以帮助腰部损伤病人减轻或消除疼痛,缓解疾病进程,提高生存质量。腰围带来的某些负面影响也不可忽略:使用会使一些病人出现不同程度的失用性肌肉萎缩,从而增加腰椎间盘的不稳定性。会使病人产生身体和心理上对腰围的依赖性。长期使用固定性强的腰围,还可能引起腰椎功能障碍。当某个部位被固定后,其他部位的运动会有代偿性的增加,因而可能引发邻近部位结构的疲劳性损伤。

为预防上述不良反应的产生,护理当中特别应注意:① 根据疾病的不同程度、不同病程选择合适的腰围;② 在不影响治疗效果的前提下,尽量缩短使用时间;③ 穿用期间,应在医师和治疗师的指导下,适时地脱下腰围进行适当的针对性训练,如腰背肌群的等长运动训练;④ 根据病情好转情况,及时更换固定性能较小的腰围或停止使用。

（2）环境改造　按生物力学规律改造工作环境、家居环境,如改造各种常用设施高度等,尽量减少弯腰,一般而言,以直立位或端坐位操作为宜。正确与错误姿势见图 5-13,图 5-14,图 5-15所示。

8. 药物治疗　腰椎间盘突出症急性发作时,可视疼痛程度选用非甾体抗炎药如对乙酰氨基酚、双氯芬酸等。有肌痉挛时可加用肌松剂如氯羟苯噁唑等药物,局部有水肿时可加用脱水剂（甘露醇等）。

通过以上康复护理措施,达到缓解疼痛、降低肌肉痉挛、改善关节活动度、提高肌力、矫正姿势、改善功能的目的。

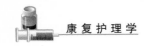

四、健康教育

对腰椎间盘突出症而言,预防复发是十分重要的,因而教育病人学习以下知识尤为必要。

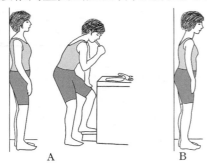

图5-13　腰椎间盘突出症病人站立姿势

A. 正确姿势;B. 错误姿势

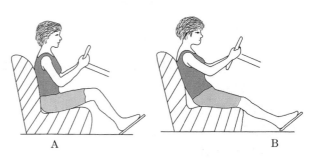

图5-14　腰椎间盘突出症病人驾驶姿势

A. 正确姿势;B. 错误姿势

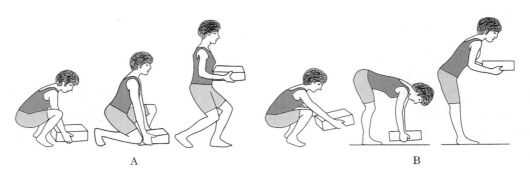

图5-15　腰椎间盘突出症病人弯腰取物姿势

A. 正确姿势;B. 错误姿势

(一)康复教育

1. 良肢位　了解并维持正确的坐、立姿势,即保持正常的腰椎生理前凸。

2. 脊柱调衡　需要长时间固定同一姿势或重复同一动作时,要注意定时改变、调整姿势和体位,并穿插简短放松运动。

3. 节能技术　充分利用杠杆原理,学习省力的姿势动作。如搬动重物时尽量采取屈膝屈髋下蹲,避免直腿弯腰搬物。同时,重物应尽量靠近身体,缩短阻力臂。

4. 避免二次伤害　避免在腰椎侧弯及扭转时突然用力,不能避免时,也应先做热身运动,以增强脊柱抗负荷能力。

5. 减重　肥胖者应适当减肥。

(二)运动教育

正确的运动维持性训练对预防腰椎间盘突出症的发生,特别是预防复发有着极为重要的意义。但针对不同的病因,应选用适宜的训练方法,并定期随访。此外,特别推荐游泳运动,因为在游泳的体位下,腰椎间盘的内压最低,同时又可有效训练腰腹肌及四肢肌力,是一项适合腰椎间盘突出症病人的健身运动项目。

(三)其他教育

1. 营养　应保持足够的维生素、钙等的摄入量。

2. 着装 避免穿高跟鞋,不能避免时也要尽量缩短连续穿着高跟鞋的时间,腰椎间盘突出症发作时应选用低跟或坡跟轻便鞋。

3. 家具 卧具应选硬板床,硬木高靠背椅,且中下 1/3 处应加靠垫。

(刘永兵)

第十节 骨折的康复护理

【案例】

病人,男性,40 岁,工人。3 小时前病人在搬运木材时,不慎被园木压伤髋部、右侧大腿中段,受伤时神志清醒,右髋部及大腿疼痛明显,右下肢活动受限,右腹部、右大腿中段有大片皮下瘀血,右侧大腿较左侧短 3 cm,局部肿胀明显。X 线示右股骨中段横形移位骨折。诊断为股骨中段骨折。

【分析思考】

1. 在制订康复计划时考虑的重点是预防什么?

2. 请制订一个康复护理计划。

◉ **学习目标**

掌握:骨折的康复护理措施及健康教育。

熟悉:骨折主要功能障碍的评定。

了解:骨折的定义、临床表现、治疗原则及愈合过程。

一、概述

骨与关节损伤是临床最常见的创伤,随着交通的发达和生产机械化程度的不断提高,这类创伤比以往更多见、更严重而且更复杂。为了提高人们的生活质量,康复护理显得尤为重要。

(一)骨折的定义

骨折是指骨或软骨的连续性和完整性发生断裂,骨骺发生分离也属骨折。

(二)骨折的临床表现

1. 一般临床表现 局部疼痛、肿胀、瘀斑及功能障碍,严重者合并组织器官损伤时可出现休克、肾衰竭,甚至死亡。

2. 专有体征

(1)畸形 长骨骨折,骨折段移位后,受伤部位的形状改变,并可出现特有畸形,如 Colles 骨折的"餐叉"畸形。

(2)反常活动 在肢体非关节部位,骨折后出现不正常的活动。

(3)骨擦音或骨擦感 断端接触及互相摩擦时,可听到骨擦音或摸到骨擦感。

以上三种体征只要发现其中之一,即可确诊。

(三)骨折治疗原则

1. 复位 手法复位、牵引复位(皮肤和骨牵引)、切开复位。

2. 固定 外固定(小夹板、石膏绷带、外展架等)、内固定(钢丝、螺钉、接骨板、髓内钉、加

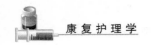

压钢板等)。

3. 功能锻炼　早期功能锻炼可增加肢体活动性和预防并发症,有助于损伤部位功能的恢复。

(1)等长收缩练习和关节活动　与病人一起制订适宜的锻炼和康复计划。伤后1~2周之内,除医嘱要求制动的病人外,术后6小时应开始股四头肌的等长收缩练习。可采用"Tens 法则",即收缩股四头肌10秒,休息10秒,收缩10次为一组,重复10次,每天3~4次。身体其他各部位的关节、肢体也应进行功能锻炼。鼓励下肢骨折病人每3小时用吊架锻炼1次。伤后2周,指导病人活动骨折部位上下的关节。

(2)行走锻炼　做患肢外固定的病人,疼痛减轻后可早期进行患肢的行走锻炼;行走时护士应提供安全保护。先指导病人在平地上行走,然后上下楼梯。

1)拐杖的使用:拐杖是常用的助行器械。理疗师和护士应指导病人使用拐杖,如拐杖应加垫,以防滑和避免损伤腋部;当手握把柄时,屈肘不超过30°。用拐杖者,要求上肢有足够的肌力、身体平衡和协调能力。病人每天2~3次用拐杖行走,行走时,患肢不负重。

2)助行器的应用:助行器常用于老年人,以提供支持和保持平衡。

3)手杖的应用:当患肢仅需轻微的支持时,可用手杖。手杖提供的支持最小,四脚手杖因支撑面积大,支持力大。手杖用于患侧,顶部应与股骨大转子平行。

(3)练习深呼吸　长时间卧床的病人需练习深呼吸,增加肺活量。

(四)骨折的愈合过程

骨折的愈合过程可分为以下三个阶段:

1. 第一阶段(血肿机化期)　骨折导致骨髓腔、骨膜下和周围组织血管破裂出血,在骨折断端及其周围形成血肿,伤后6~8小时即开始形成血凝块,肉芽组织开始形成并逐渐纤维化。在2~3周内或更长的时间完成。

2. 第二阶段(骨痂形成期)　纤维组织转化为软骨组织,逐渐转化形成中间骨痂,骨痂不断钙化达到临床愈合标准,该过程需4~8周。

3. 第三阶段(骨板塑形期)　原始骨痂中新生骨小梁逐渐增加,排列逐渐规则致密。骨折端的坏死骨经破骨和成骨细胞的侵入、爬行替代并完成清除死骨和形成新骨的过程。原始骨痂被板层骨替代,使骨折部位形成坚强的骨性连接,髓腔重新沟通,骨折处恢复正常骨结构,这一过程需8~12周。

影响骨折愈合速度的原因有很多,如年龄、健康状况、激素的影响、运动和骨折的局部应力状态、骨折的类型、过早活动、感染、断端血供等。除此之外还有医源性因素,如治疗不当、过度牵引、固定不当、术后感染等,轻则可能加重损伤导致肢体残疾,重则导致生命危险。因此在治疗中我们一定要固定和活动相结合。

二、主要功能障碍的评定

骨折病人主要功能障碍有肢体肿胀、局部肌肉萎缩、肌力下降、关节活动障碍、骨强度降低、关节稳定性降低,卧床病人引起全身功能影响及心理障碍。

骨折后的康复评定主要从关节活动范围测定、肢体长度及周径、肌力、步态分析、日常生活活动能力等方面进行。除此之外还应注意病人的心理、精神、营养状况,尤其是损伤较重的病人。

(一)关节活动度评定

评定关节活动范围异常的常见原因、是否有关节活动受限、关节活动受限的程度,客观测量关节活动范围的进展情况。

（二）肢体长度及围径测量

1. 上肢围径测量　病人取坐位或立位,双上肢在体侧自然下垂,用皮尺绕上臂或前臂最粗处1周,测量结果即为上臂或前臂围径。

2. 下肢围径测量　病人取仰卧位,下肢肌肉放松,在大腿中段(即最粗处)测量围径即为大腿围径;然后屈膝,双足放在床上,用皮尺在小腿最粗处测量即为小腿围径。

（三）徒手肌力评定

了解非固定关节的肌力和健侧肌力。

（四）步态分析

下肢骨折后恢复期,病人步行无力,常见的病理步态有以下几种:

1. 短腿步态　表现为健侧下肢摆动加速,步幅缩短。

2. 硬膝步态　膝关节没有屈膝的节奏。

3. 回旋步态　走路时患侧外展,身体随之向外侧倾斜。

（五）日常生活活动能力评定

上肢重点评估生活能力,下肢骨折病人重点评估步行、负重能力。

三、康复护理

（一）康复护理目标

1. 减少并发症　减少肢体制动所致的各种并发症。

2. 改善功能　协助康复治疗师的康复训练,改善关节活动范围,提高肌力,缓解肢体肿胀、疼痛的症状。

3. 尽早生活护理　指导病人及早进行日常生活活动能力训练,尽早达到生活自理,重返社会。

4. 创造良好环境　为病人创立一个良好的环境,减轻心理压力,保障康复训练顺利完成。

（二）康复护理措施

功能训练的目的是为了恢复肢体功能,防止并发症的发生,骨折后的康复训练一般分为3期进行。

1. 康复训练的早期　一般指伤后1~2周内,此期康复的主要目的是消肿止痛、稳定骨折。康复训练的主要形式就是肌肉的等长收缩,即在关节不动的前提下肌肉做有节奏的静力收缩和放松。

（1）等长收缩训练　固定部位的肌肉有节奏的等长收缩练习,可以预防肌肉萎缩或粘连。如前臂骨折时做握拳和手指屈伸活动。长腿石膏固定病人需要做髋关节运动和足趾运动。可预防失用性肌肉萎缩,并可牵引骨折断端靠近,有利于骨折愈合。

（2）不负重主动运动　在固定1~3周后,如有可能应每天短时取下固定物,在保护下进行受损关节不负重的主动运动,并逐步增加关节活动范围,运动后继续维持固定。

（3）被动及主动训练　患肢非固定关节的被动及主动训练,上肢应注意肩关节外展、外旋与手掌指关节屈曲;下肢应注意距小腿关节背屈训练。

（4）理疗　温热疗法(传导热疗、辐射热疗)、超短波疗法或低频磁疗,可以改善肢体血液循环,使成骨再生区代谢过程增强,纤维细胞和成骨细胞出现早。

2. 骨折愈合中期　也就是伤后2周至骨折的临床愈合,此期伤肢肿胀消退,疼痛减轻,骨折处日趋稳定。此期应逐渐恢复骨折断端、远端未固定的关节的活动和骨折处上下关节活动,并逐渐由被动活动转为主动运动。此期康复训练重点应放在维持及扩大关节活动范围和力量,由一个关节到多个关节,逐渐增加主动屈伸活动,防止肌肉萎缩,避免关节僵硬。训练量及时间较早期有所增加。训练量应控制在每天2次,每次20分钟,并配合支架做辅助训练。

3. 骨折愈合后期 此期在伤后8~12周。骨性骨痂已经形成,骨骼有了一定的支撑力,但邻近关节的关节活动度下降,肌肉萎缩。

(1)主动运动 重点维持并扩大关节活动范围,以不引起明显疼痛为度。

(2)关节牵引 可配合热疗法进行手法松动并加以适当力量牵引,对于中重度关节挛缩者,可在运动与牵引的间歇期配合使用夹板治疗,以减少纤维组织的回缩,维持治疗效果。

(3)恢复肌力 恢复肌力的有效方法是逐步增强肌肉的工作量,引起肌肉的适度疲劳,通过肌力评定,针对不同的肌力水平选择适宜的肌力训练方法。当肌力<2级时可采用低频脉冲电刺激、被动运动、助力运动、按摩等方法;当肌力为2~3级时,应以主动运动为主,辅以助力运动,助力运动可治疗师提供或利用健肢自己完成,还可采用水中运动等;当肌力达到4级时,应采用渐进性抗阻运动训练法,争取肌力的最大恢复。

渐进抗阻运动训练法特点:① 负荷量逐渐增进,在最大负荷量范围之内,训练应该从较小的量开始,防止肌肉损伤。② 采用大负荷、少重复的方法。实验证明,小负荷、多重复只能训练耐力,而大负荷、少重复才能增强肌力。最大负荷的确定需要测定需训练的肌肉或肌群,通过规定运动范围能举起10次的最大重量(10 RM)。每周需要重新测一次,重测后按新标准来训练。③训练方法,第一组采用50%的10 RM的重量;第二组采用75%的10 RM的重量;第三组采用100%的10 RM的重量。均以10~15次/分速度进行10次锻炼,每天1次。

(4)其他理疗及综合治疗手法 如局部的紫外线灯照射,可促进钙质沉积与镇痛。红外线、湿热敷、蜡疗可作为辅助治疗,促进血液循环,改善关节活动功能,局部按摩对松解粘连有较好的作用,中药熏洗热敷、针灸、推拿也可最大程度上恢复原有机体正常生理功能。

(5)恢复日常生活活动能力及工作能力 可采用作业疗法及职业前训练。

(三)常见部位骨折的护理要点

1. 锁骨骨折 在固定期间,病人应尽可能保持挺胸,并后伸肩部;固定后即可开始练习握拳、屈腕、伸腕、屈肘、伸肘等主动运动,以后逐步练习肩关节的外展和后伸,但禁忌做肩前屈或内收等动作。解除外固定后,开始全面练习肩关节活动,重点练习肩前屈,活动范围从小到大,然后进行各个方面的综合练习,如前屈后伸、爬墙摸高(图5-16)、弯腰画圈(图5-17)、手拉滑轮(图5-18)等。

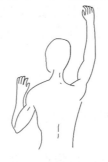

图5-16 爬墙摸高

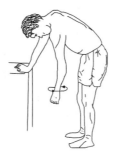

图5-17 弯腰转圈

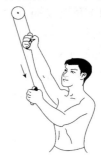

图5-18 手拉滑轮

2. 肱骨外科颈骨折 多见于老年人。

（1）外展型 多属于稳定型，不需复位，可用三角带悬吊4周，早期做握拳、肘关节和腕关节屈伸练习（图5-19），限制肩后伸、外展活动。

（2）内收型 治疗困难，复位后用三角巾悬吊4～6周，以预防并发症和早期功能活动为主，限制肩前屈、内收活动，预防肩周炎和肩关节僵硬的发生。

3. 肱骨髁上骨折 常发生于小儿，预后较好。外固定后多做握拳、屈伸手指活动。伸展型骨折复位后，石膏托固定患肢90°，肘屈曲功能位4～6周；外固定解除后练习屈肘位肌肉功能锻炼。屈曲型固定肘关节伸直位；外固定解除后练习伸肘位肌肉功能锻炼。较小患儿不能配合，家长尽量在游戏中帮助患儿完成，禁止用力不当造成新的损伤。

4. 尺桡骨干骨折 固定后即可练习握拳、屈伸手指的动作。初期可练习上臂和前臂肌肉收缩活动，用力握拳，充分屈伸手指的动作。2周肿胀消除后即可练习肘、肩、腕活动，频率和范围逐渐增加，但禁忌做前臂旋前旋后活动（图5-20）。4周后开始练习前臂旋转及手推墙的动作，7～9周后解除固定即可练习"反转手"动作。

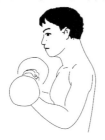

图5-19 肘关节屈伸

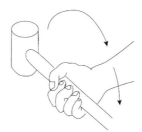

图5-20 前臂旋前旋后法

5. 手腕部骨折 主要影响因素是固定期间出现各种并发症，如关节粘连、肌力减退、感觉功能减退、手功能失用等，因此应尽早进行手腕关节活动。注意抬高患肢，加强由远端向近端的向心性按摩，必要时可缠绕绷带（图5-21）以缓解手部肿胀，这类病人在骨折外固定去除之后可利用空余时间随时进行功能锻炼。

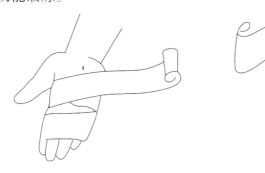

图5-21 手缠绷带

6. 股骨颈骨折 术后第1天就可以开始做患肢各肌群的等长收缩练习，术后第2周增加髋关节与膝关节活动，但动作要轻，幅度不能大。术后第2个月开始增加髋关节各肌群抗阻训练，坐位与站位的转换练习，之后增加扶杆站立，在平衡杠内步行，患肢稍微负重。术后3个月逐步提高下肢的负重能力和活动耐力。

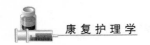
7. 股骨干骨折　尽早进行股四头肌肌力练习及膝关节的功能训练,术后第 3～4 天起,股四头肌等长练习,配合按摩、促进消肿,2 周后逐渐开始髋关节、膝关节的活动,即用健足蹬床,用两手支撑抬臀。3 周后可逐渐开始练习坐起,并加强髋关节、膝关节的活动范围,在此基础上逐渐开始练习膝关节的屈伸活动,6 周后开始练习床边坐起、拄拐杖下床活动,逐渐增加下肢负重能力。

由于股骨附近血运丰富,有时在血运附近形成血肿,易形成纤维组织造成粘连,因此术后应尽早进行物理治疗,促进血肿吸收,减少粘连形成。

8. 胫腓骨骨折　早期开始股四头肌等长收缩练习,髌骨的被动活动,以及足趾关节的活动,2 周后开始做抬腿练习和膝关节屈伸练习。一般稳定的胫腓骨骨折病人大多是复位固定,3 周后持拐下地活动,并逐渐解除外固定,充分练习各关节的活动。

9. 脊柱融合、固定术后　脊柱不稳定,骨折常采用手术复位及做脊柱融合术。以胸椎、腰椎的压缩性骨折多见,主要是腰背肌功能锻炼术后卧床 3～4 周,卧床期间可做床上保健操,从术后第 1 周开始,常用的保健操如下:

(1)卧位活动　从手术后第 2～3 天就可以进行,包括:① 卧位下保持躯干相对固定,做交替屈膝屈髋动作 10 次,让膝部尽量靠近胸腹部;② 仰卧位双膝屈曲位下两膝分开,重复做髋关节外展、外旋动作 10 次,以牵拉大腿内侧的肌群;③ 俯卧位向后直腿抬高动作 10 次。

(2)支撑站立位活动　在手术后第 1 周开始。如果病人在卧位下活动不适,可在腰部保护带或支具支持保证躯干伸直位下坐起,也可借助直立床或墙壁支撑下进行站立活动,活动时间以病人能耐受为宜,包括:① 在支撑站立位下进行原地踏步走;② 支撑站立位下肢交替进行髋外展活动,以牵拉大腿内侧肌群;③ 支撑站立位下交替将一侧下肢于膝屈曲位下用足踩在矮凳上,然后做伸膝动作,以牵拉大腿后部肌群;④ 躯干支撑靠墙,做双膝半蹲活动,躯干沿墙壁上下滑动 10 次;⑤ 站立支撑位下,做踮脚或翘足活动 10 次。

(3)站立位活动　病人通过上述活动 8～9 天后,可逐渐过渡到站立训练,包括:① 上臂上举过头重复 10 次;② 做向前、向后环肩运动 10 次;③ 做双手触肩肘关节画圈运动 10 次;④ 双上肢交替做外展侧上举过头运动各 10 次;⑤ 一侧上肢充分上举过头,对侧上肢沿同侧腿侧缘尽量下滑,交替进行 10 次,以牵拉躯干肌肉。

四、健康教育

1. 活动量　功能训练贯穿于康复治疗过程始终,应遵循循序渐进的原则,运动范围由小到大,次数由少到多,以不感到疲劳、骨折部位未出现疼痛为度。

2. 活动应以恢复肢体生理功能为中心　上肢应围绕健手握力练习,下肢应以恢复负重能力为主,但不能影响骨折的固定。

3. 加强营养　多食含钙和微量元素丰富的食物,同时补充维生素 D,如海产品、豆腐、动物肝脏、鸡蛋、蘑菇、绿叶蔬菜等。

4. 以功能训练为主,辅以理疗、作业治疗　常用的理疗有高频电疗、热疗、超声疗法、蜡疗、红外线、中医热敷等。

5. 注意心理调适　病人常因严重的失落感而感觉心情慌乱,寄希望于最好的药物。因此应鼓励病人调试好心理状态,积极参与康复训练,将功能恢复达到最好状态。

第十一节　截肢后的康复护理

【案例】

病人,男性,35 岁。因车祸,左大腿中下水平截肢后,情绪紧张、恐惧,不愿配合医护人员康复训练。

【分析思考】

请指出目前该病人存在哪些护理问题,并制订康复护理计划。

◎**学习目标**

　　掌握:截肢后的康复护理措施及健康教育。

　　熟悉:截肢后主要功能障碍的评定。

　　了解:截肢的概念。

一、概述

截肢(amputation)是指将没有生命和功能或因局部疾病严重威胁生命的肢体截除的手术。其中包括截骨(将肢体截除)和关节离断(从关节分离)2 种。创伤、肿瘤、周围血管疾患和感染是截肢的最常见原因。截肢是一种较常见的残疾。截肢后,往往要通过残肢训练和安装假肢,以替代失去肢体的功能。因此,截肢后的康复(rehabilitation after amputation)是以假肢装配和实用为中心,重建丧失肢体的功能,防止或减轻截肢对病人造成的不良影响,使其早日回归社会。

截肢康复涉及临床医师、康复治疗师、护士、假肢技师、心理治疗师和病人家属甚至社会工作者等多方面的协作。康复治疗和护理是贯穿整个康复过程的重要一环。截肢康复护理是指从截肢术前准备到术后处理、假肢的安装和使用,直至重返社会全过程的康复训练与护理。

知识链接 ···

发达国家截肢率为每 1000 中有 1～2 例,而发展中国家的创伤截肢率和发达国家有很大差别,发展中国家比发达国家多很多。据国外资料,上肢截肢与下肢截肢的比例为 1:(3～5)。

二、主要功能障碍的评定

（一）一般情况

一般情况包括姓名、年龄、性别、身高、体重、职业、截肢时间、截肢原因、截肢部位、安装假肢时间等。

（二）残肢的评估

1. 残肢形状　为适合现代假肢技术要求残肢能与接受腔完全接触并广泛负重,故尽量保证残肢外形呈圆柱形。

2. 长度　包括骨的长度和软组织的长度,残肢的长度对价格的选择、安装、功能的发挥、稳定性、控制能力等均有非常大的影响,如肘下截肢能保留 15 cm 的长度,则安装肌电假手或机械假手都很容易,功能也很满意,若残肢短于 5 cm 安装假肢就较困难,由于杠杆力不足,功能较差。

3. 关节活动度　检查髋关节、膝关节、肘关节的活动范围,有无畸形、活动受限等。

4. 皮肤情况　评估皮肤颜色、温度,有无粘连、溃烂、水肿、感染等,这些都直接影响假肢的安装与使用。

5. 肌力情况 评估全身肌力与患肢肌力,要能带动假肢,必须要有足够的肌力,如大腿截肢的病人,臀大肌无力,则步态明显异常。

6. 残肢痛与幻肢痛 表现为持续性疼痛,且呈发作性加重,严重者不能配带假肢。引起残肢痛的原因很多,如残肢皮肤过于紧张、残肢血液循环不良、神经瘤、残肢骨刺等,在评估时详细了解疼痛程度、发生时间和原因。幻肢痛又称肢幻觉痛,指病人感到被切断的肢体仍在,且在该处发生疼痛。疼痛多在断肢的远端出现,疼痛性质有多种,如电击样、切割样、撕裂样或烧伤样等。

(三)装配假肢后整体功能评价

1. Ⅰ级 完全康复,仅略有不适感,能完全自理生活,恢复原工作和照常参加社会活动。

2. Ⅱ级 部分康复,仍有轻微功能障碍,生活能自理,但不能恢复原工作,需换工种。

3. Ⅲ级 完全自理,生活能完全自理,但不能参加工作。

4. Ⅳ级 部分自理,生活仅能部分自理,相当部分需依靠他人。

5. Ⅴ级 仅外观改善,功能无好转。

三、康复护理

(一)心理护理

对截肢病人来说,大多数病人缺乏心理准备,表现为震惊、不能接受、自我孤立、不配合甚至拒绝接受治疗。因此,在临床工作中要加强心理护理,根据年龄、性别、文化水平、职业、家庭经济条件等情况给予积极的支持和心理疏导,建立"温馨病房",让病人感受到周围的爱心和社会温暖,帮助病人重新确立自信心,正确认识疾病和自我价值,以积极的态度投入康复训练中去。同时,还应预先告知病人,其截肢平面的高低将影响美观和术后的伤残程度,患肢可能产生新的感觉,并详细介绍康复目标、康复训练计划和方法及康复所需的预期时间,以取得病人的配合。

(二)术前训练

1. 上肢截肢 应进行单手日常生活活动训练,逐步进行手指精细功能的训练。如截肢侧为利手,需将利手改变到对侧手的"利手交换训练",以便术后健手能完成利手的功能。

2. 下肢截肢 对下肢截肢者(以单侧为例),只要病情允许,应进行单(健)足站立平衡训练和持拐训练,以便为术后早日康复打好基础。为了更好的使用拐杖,需让病人进行健肢抗阻训练、俯卧撑训练,使上下肢有足够的肌力。同时应教会病人采用三点步、迈至步、迈越步等持拐行走的技术。

(三)术后训练

1. 术后正确体位 为了预防术后残端关节挛缩,术后应选择合适的体位,如定期仰卧位。大腿截肢后要预防髋屈曲、外展、外旋,小腿截肢要预防膝关节屈曲。术后应尽早离床,在医护人员指导下进行关节活动和肌力训练。

2. 术后残端护理

(1)硬绷带包扎技术 对残端的护理应注意保持局部干燥、清洁,为了减少残端渗出、水肿,促进残端定型和防止残端痛的发生,在术后2周内应实施石膏、绷带包扎,切口愈合拆线后改用弹力绷带软包扎。

(2)软绷带包扎技术 持续进行弹性绷带包扎,是预防和减少过多的脂肪组织,促进残肢成熟定型的关键步骤。包扎要点即从残肢远端向残肢近端包扎,且远端包扎较紧,以不影响残端血液循环为宜,近端略松(图5-22,图5-23,图5-24)。经常给予均匀的压迫和按摩,以减轻残端疼痛,促进软组织恢复,并防止肌肉萎缩。经常用手轻轻拍打残端,可以减轻其敏感性。

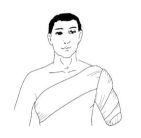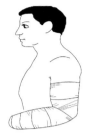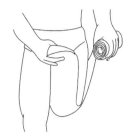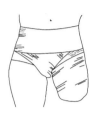

图5-22　上臂、前臂弹力绷带包扎　　　　　图5-23　大腿弹力绷带包扎

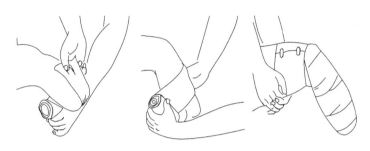

图5-24　小腿弹力绷带包扎

3. 使用假肢前的训练　下肢截肢穿戴假肢行走消耗的能量比正常人大得多,截肢水平越高耗能越大,以同样的速度在平地行走,一般小腿截肢要比正常人多消耗10%～40%能量,大腿截肢者要多消耗65%～100%,双侧大腿截肢者平均比正常人多消耗110%。这样大的能量消耗,就要求下肢截肢者有比较强壮的身体。

(1)躯干肌和未截肢肢体的强化训练　包括增强背肌的训练、单腿站立训练,最后练习单腿跳,这样既增强肌力又训练平衡能力。

(2)残肢训练　包括关节活动训练、肌力训练、增强残肢皮肤强度(特别是负重部分皮肤)的训练、使用肋行器的训练和站立与步行训练。

4. 穿戴假肢的训练

(1)穿戴临时假肢的训练　截肢后,首先确定安装临时假肢的合适时间。假如全身情况及残肢条件许可,一般术后应尽快穿戴临时假肢。训练内容包括穿戴临时假肢方法的训练、疲倦平衡训练、迈步训练(假肢的迈步训练、健肢的迈步训练)和步行训练。

(2)穿戴永久假肢的训练

1)穿戴永久假肢的条件:①残肢成熟定型是最基本的条件,即残肢已无肿胀,皮下脂肪已活,残肢肌肉不再继续萎缩,连续应用临时假肢2周以上残肢无变化,接受腔适配良好,不需要再修改接受腔;②训练情况经过穿戴临时假肢后的各种康复训练已达到基本目的和要求,当穿戴上永久性假肢后就可以立即很好地应用假肢。

2)上肢假肢的训练:上肢假肢的应用训练远比下肢假肢的训练复杂和困难得多。首先从训练截肢者熟悉假肢和假肢控制系统开始,先训练手部开闭动作。对肘关节以上的高位截肢,要增加假肢肘关节的动作训练,通常要在手部动作熟练和习惯使用背带后进行。上肢假肢的应用训练包括吃饭、洗漱、更衣等日常生活动作。在单侧上肢截肢的病人,首先要进行利手交换的训练,

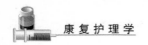

原来不是利手的健肢变成功能性更强的手,而假手主要起辅助手的作用。

3)下肢假肢的训练:没有稳定的站立平衡就不能顺利地行走,在平衡问题上,额状面与矢状面相比,额状面的平衡较难掌握。在指导使用臀中肌的方法时,掌握只用假肢外侧站立的方法会收到较好的效果。面对镜子观看自己用假肢行走的步态,对不良步态予以纠正。

5. 常见残肢并发症及处理

(1)幻肢痛 是截肢术后常见的并发症,据临床报告,50%以上的截肢病人术后伴有幻肢痛。然而,至今尚无缓解幻肢痛的有效手段。必要时,可以联合应用三环类抗抑郁药阿米替林和抗癫痫药物等。避免长期使用毒麻药品,以免引起药物中毒。幻肢痛在 1~3 个月后可消失。

(2)皮肤合并症 如皮肤出现水疱应给予消毒,并涂抗生素软膏,若为过敏性皮炎,多因接受腔材料引起,需更换材料。

四、健康教育

1. 进行残肢肌肉训练,防止肌肉萎缩 如小腿截肢要做患肢训练,即残留的肌肉训练;关节僵硬者,可作局部按摩或局部用宽筋散洗剂熏洗,以舒筋通络,每天 2 次,注意防止烫伤。

2. 残肢应用弹力绷带包扎 防止残肢肿胀或脂肪沉积。

3. 保持残肢皮肤和假肢接受腔的清洁、健康 防止残肢皮肤红肿、肥厚、角化、毛囊炎、溃疡、过敏、皮炎等。

4. 保持适当的体重 现代假肢接受腔形状、容量十分精确,一般体重增减超过 3 kg 就会引起接受腔的过紧过松,所以保持适当的体重很重要。若出现进食减少、胃胀、腹胀、嗳气、口苦、苔厚腻等症状,可进食清补利湿的食物,如冬瓜,苦瓜、山药等。

5. 保持大便通畅 大便燥结者,选用大黄、火麻仁各 12 g、蓖麻仁 9 g、郁李仁 6 g,水煎服。也可选用番泻叶泡开水或蜂蜜开水冲服。

6. 注意安全 避免跌倒等意外,密切观察残肢病情变化,防止残肢并发症,定期随访。

第十二节 乳腺癌术后的康复护理

【案例】

病人,女性,57 岁。曾施右侧乳腺癌根治术,化疗后出现恶心、呕吐、食欲缺乏等症状,右侧肩关节活动尚可,右上肢肌力 4 级,全身营养状况尚可。

【分析思考】

1. 请针对目前病人的功能情况,简述如何进行康复评定。

2. 简述乳腺癌的康复护理方法。

◎**学习目标**

掌握:乳腺癌术后的康复护理措施。

熟悉:乳腺癌术后主要功能障碍的康复评定。

了解:乳腺癌的发病情况及健康教育。

一、概述

乳腺癌是女性最常见的恶性肿瘤之一,据资料统计,在我国发病率占全身各种恶性肿瘤的

7%～10%。占女性病人恶性肿瘤的26%。乳腺癌的患病率仅次于宫颈癌,但近年来有逐年上升的趋势,有超过宫颈癌的倾向,部分城市的报告显示,乳腺癌已经占女性恶性肿瘤首位。乳腺癌是通常发生在乳房腺上皮组织的恶性肿瘤,是一种严重影响妇女身心健康甚至危及生命的最常见的恶性肿瘤之一,男性乳腺癌罕见。

二、主要功能障碍的评定

乳腺癌病人因为疾病及术后治疗措施可能会引起多方面的损伤和功能障碍,故对其进行康复评定也比较广泛,主要有精神心理评定、术后残疾评定、功能障碍评定、疼痛评定和全身营养评定等。

（一）精神心理评定

病人从疑诊到确诊,可能都会出现恐惧、焦虑、抑郁等心理问题,严重的心理问题会使病人悲观失望,影响康复效果。故对病人进行心理评定,及时掌握其心理状态至关重要。具体的心理评定方法及步骤可参见本书的第二章第六节心理评定。

（二）疼痛评定

乳腺癌肺转移可出现胸痛,骨转移可出现局部痛,切除术后可见前胸、腋窝、上臂烧灼痛。可选用默克吉尔疼痛问卷（mcgill pain questionaire）或简化McGill疼痛问卷,也可选用疼痛视觉模拟法、口述分级评分法等,具体方法及步骤可参见本章第十三节临床常见问题的康复护理。在应用镇痛药的情况下将癌痛分为分为5级（表5-11）。

表5-11 癌痛评定标准

级别	应用镇痛药情况
0级	不痛
1级	需要麻醉性镇痛药
2级	需口服麻醉剂
3级	需口服或肌内注射麻醉剂
4级	需静脉注射麻醉剂

（三）术后残疾评定

1. 乳腺癌根治术　乳房及胸大肌、胸小肌、腋窝淋巴全部切除。
2. 全乳切除术　乳房全部切除。
3. 保留乳房的乳腺切除术　乳房部分切除。

（四）功能障碍评定

1. 患侧肩关节活动障碍　术后有无肩关节活动受限。
2. 呼吸功能障碍　术后病人卧床有无呼吸道感染症状、体征。
3. 肌力减退、关节挛缩　术后卧床缺乏活动,肌力是否出现减退、关节是否有挛缩。
4. 下肢静脉血栓形成　长期卧床,是否有下肢静脉血栓形成。
5. 患侧上肢淋巴性水肿　患侧上肢是否有水肿、疼痛、沉重以及活动障碍等症状。

（五）全身营养评定

通常可通过体重、白蛋白、淋巴细胞总数、尿肌酸肝/身高指数等指标评定。体重减轻超过平

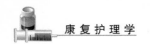

时体重的 10%、白蛋白 <35 g/L、淋巴细胞总数 <1.5×10⁹/L、尿肌酸肝/身高指数异常为全身营养不良;白蛋白 <30 g/L、淋巴细胞总数 <1.0×10⁹/L 为重度营养不良。

（六）化疗反应评定

病人化疗后是否出现恶心、呕吐、腹痛以及食欲缺乏等消化道症状;是否有血小板、白细胞减少等骨髓造血功能抑制表现;是否有肝受损表现等。

（七）放疗反应评定

病人放疗后是否出现血小板、白细胞减少等骨髓造血功能抑制表现;皮肤是否有红斑、脱皮或者破损等。

三、康复护理

乳腺癌早期实施根治性手术以及放疗、化疗等方法,可有效改善病人预后,为最大程度地恢复因疾病及治疗带来的功能及精神等障碍,应该尽早进行术后康复护理。

（一）精神心理的康复护理

耐心、细致地对待病人,及时进行心理疏通,帮助病人正确对待疾病,振奋精神,勇敢面对,树立康复信心。必要时可使用抗焦虑、抗抑郁药物。

（二）患侧上肢水肿康复护理

乳腺癌根治术后,易引起患侧上肢淋巴性水肿,故水肿是乳腺癌病人康复护理一项重要内容。

1. 保持功能位　置术侧肩为功能位,并在肘关节下垫一软枕,高于肩部,术后加压包扎的病人,密切观察患侧上肢远端血液循环情况,及时调整绷带松紧度。

2. 按摩患侧上肢　对患侧上肢进行向心性按摩,以利血流回心,减轻水肿。

3. 患肢应用间断性气压袖套　也可应用弹力套袖,以利血液回心。

4. 饮食　进食低盐饮食。

5. 保护病人　禁止在患侧进行采血、静脉注射以及测量血压等,避免患肢皮肤受损,注意患肢保暖。

（三）呼吸功能的康复护理

1. 术后护理　定时改变体位,护士手指弯曲成空心状,从肺底由下向上、由外向内拍打背部,以帮助病人排出呼吸道分泌物。

2. 鼓励病人做深呼吸运动　促使肺叶扩张,防止分泌物坠积引起肺部感染。

（四）疼痛的康复护理

具体步骤及方法可参见本章第十三节临床常见问题的康复护理。

（五）患侧肩关节功能及上肢肌力的康复护理

乳腺癌术后,易造成肩关节活动受限,同时由此可造成患肢肌力下降,应注意及早进行功能训练。

1. 保持功能位　置术侧肩关节为功能位,术后第 2 天可做指、腕、肘及前臂、上臂的主动运动,循序渐进,以病人耐受为度。

2. 引流条撤出后　可逐步训练患肢日常生活活动。

3. 术后 2 周　伤口拆线后,逐步增加患侧上肢活动范围,可做双臂上举、上肢摆钟运动、爬墙运动、耸肩运动、护枕展翅运动(图5-25),动作先易后难,幅度逐渐加大,并适当增加上肢的抗阻运动和器械运动,以病人耐受为度,切忌强拉硬拽。每天训练3次,持续6~12个月。

（六）放疗、化疗的康复护理

1. 消化道症状 针对食欲缺乏、厌食等症状,饮食宜少食多餐,以清淡饭菜为主,同时注意营养均衡、充足,同时还可给予消化物;对于恶心、呕吐症状,注意让病人侧卧位,防止呕吐物吸入气管,呕吐严重病人,在治疗前应禁食,还可选用止吐药物。

2. 骨髓造血抑制现象 可选用维生素 B_4、地菲林葡萄糖苷等升血药物,也可通过中医中药补气、补血,严重贫血者可进行输血以改善症状。

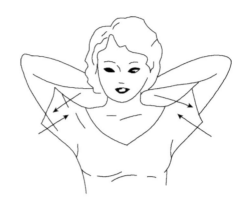

图 5-25 护枕展翅运动

3. 皮肤反应 ①照射部位皮肤用清水洗净,用干净柔软毛巾擦拭干净,保持皮肤干燥清洁。②照射部位避免冷热刺激,避免损伤。③选用纯棉质地且宽松衣物,减少皮肤刺激。

（七）营养不良的康复护理

给予营养丰富食物,可适量补充营养品,严重营养不良病人可使用白蛋白、复方氨基酸、脂肪乳等。

四、健康教育

1. 定期体检 如发现乳房肿块,应给与重视,关注肿块的变化情况。

2. 术后尽早运动 术后,应尽早进行患侧上肢的功能运动,预防上肢水肿及关节挛缩和肌张力下降。

3. 保护患肢 避免受伤。

4. 确定合理饮食结构 建立高维生素、高纤维素、低脂饮食的饮食结构。

知识链接 ···

乳腺癌主要表现为早期患侧乳房内出现无痛、单发的小肿块,质硬、不光滑、界限不清、较固定。随着肿块的增大,乳房局部逐渐隆起,可牵拉皮肤,使肿瘤皮肤表现凹陷,乳头牵向肿瘤一侧,进而变扁平或内陷。如肿瘤细胞阻塞淋巴管,可出现水肿,皮肤呈现"橘皮样"改变。晚期癌肿固定胸壁不易被推动,皮肤出现多数癌结节,也可破溃成溃疡,并且伴有出血、恶臭。

第十三节 临床常见问题的康复护理

◉学习目标

掌握:慢性疼痛、痉挛、压疮的康复护理措施。

熟悉:慢性疼痛、痉挛、压疮主要功能障碍的评定。

了解:慢性疼痛、痉挛、压疮的概念及健康教育。

一、慢性疼痛

（一）概述

国际疼痛学会将疼痛定义为"一种与实际的或潜在的损害有关的不愉快的复杂过程",是病

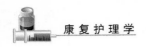

人初次就诊时常见主诉,是至今尚未完全明确的外周和中枢神经系统相互影响的复杂过程。根据疼痛持续的时间不同,分为急性疼痛(疼痛时间通常在1个月内)、亚急性疼痛、慢性疼痛(疼痛时间持续6个月以上)。疼痛是一类常见的临床症状,严重影响病人生活质量。

(二)疼痛评定

疼痛评定的分类方法如下:

1. 按评定途径分类　临床上常用方法主要分为直接法和间接法。

(1)直接法　即直接给病人以某种致痛性刺激,测量痛阈。包括压痛评定法、肢体缺血性痛测定法、电测定法、温度痛阈评定法、激光测痛法等。

(2)间接法　即让病人自己描述或评定疼痛的性质和程度的一种方法。包括视觉模拟评定法、口述分级评定法、问卷法和行为评定法等。

2. 按评定内容分类　可分为以下3类:

(1)视觉模拟法(visual analogue scale,VAS)　又称目测类比评定法,是目前临床上广泛应用的疼痛评定方法。在一张白纸上划一10 cm长的线段,线段左端表示无痛(0),右端表示极痛(100),让病人根据自己的疼痛感受,在线段上指出自己疼痛的程度,从线段左端到指定位置的长度就是疼痛的强度,一般重复2次,取平均值。

(2)口述分级评分法(verbal rating scale,VRS)　是列举一系列形如疼痛的描述性词语,由轻到重,让病人选择最适合自身疼痛程度的词语。包括4级评分、5级评分、6级评分、12级评分和15级评分,级数每增加1级,分数就增加1分(表5-12)。

表5-12　口述分级评分法

4级评定法	5级评定法	6级评定法	12级评定法	15级评定法
1 无痛	1 无痛	1 无痛	1 不引人注意的痛	1 无痛
2 轻度痛	2 轻度痛	2 轻度痛	2 刚刚注意到的痛	2 极弱的痛
3 中度痛	3 中度痛	3 中度痛	3 很弱的痛	3 刚刚注意到的痛
4 严重痛	4 严重痛	4 严重痛	4 弱痛	4 很弱的痛
	5 剧烈痛	5 剧烈痛	5 轻度痛	5 弱痛
		6 难以忍受的痛	6 中度痛	6 轻度痛
			7 强痛	7 中度痛
			8 剧烈痛	8 不适性痛
			9 很强烈的痛	9 强痛
			10 严重痛	10 剧烈痛
			11 极剧烈痛	11 很强烈的痛
			12 难以忍受的痛	12 极剧烈的痛
				13 很剧烈的痛
				14 不可忍受的痛
				15 难以忍受的痛

3. 默克吉尔(McGill)疼痛问卷　是目前应用最广泛的疼痛评定工具。此表能够准确评价病人疼痛程度,但此表观察项目较多,应用费时,故常应用简化 McGill 疼痛问卷。此卷包括疼痛分级指数评定、目测类比评分和现时疼痛强度评定 3 部分。

（三）疼痛康复护理措施

1. 药物疗法　药物是疼痛治疗中最基本、最常用的方法。目前常用镇痛药一般有 3 类,即非阿片类药物、阿片类药物和辅助性镇痛药物。

2. 物理因子疗法

（1）热疗法和冷疗法　热疗法可抑制疼痛反射,提高痛阈,减轻肌痉挛,改善血液循环、促进炎症吸收等作用,常用有热水浴、电热垫、中药熏蒸等;冷疗法可降低肌张力,减轻肌痉挛等作用,常用有冷敷、冰水浴等。

（2）电疗法　常用有干扰电疗、感应电疗、音频电疗、直流电药物离子导入疗法等。

（3）光疗法　常用有红外线、紫外线、激光等疗法。

（4）超声波疗法。

（5）生物反馈疗法　常用有肌电生物反馈疗法等。

（6）其他　蜡疗、磁疗等。

3. 局部神经阻滞　通过药物的麻醉和消炎作用,达到消除肿胀、消除炎症、松解粘连、缓解疼痛的目的。常用药物可选用镇痛药、麻醉药、激素、B 族维生素等。

4. 传统康复　可选用针灸、推拿、拔罐和小针刀等。

5. 心理康复　可选用心理支持疗法等。

6. 手术疗法　严重且保守治疗无效者,可选择手术破坏神经传导通路,以达到止痛效果。

（四）健康教育

对病人进行相关教育是康复护理的基础。鼓励病人适应并保持良好的健康行为,增强其康复信心,积极参与康复治疗。

1. 相关疾病健康教育　向病人介绍疼痛相关疾病知识,使其对疼痛有明确认识。

2. 用药教育　向病人介绍药物的相关知识,消除恐慌心理,了解药物的不良反应,合理使用药物。

二、痉挛

（一）概述

痉挛是一种由牵张反射高兴奋性所致的、以速度依赖的紧张性牵张反射增强伴腱反射亢进为特征的运动障碍,是肌张力增高的一种形式。痉挛的发生,多是由于上运动神经元损伤引起高位中枢对脊髓水平的牵张反射调控障碍。痉挛是中枢神经损伤最为常见的临床症状之一,能否准确把握对痉挛的康复护理,直接影响到病人康复效果。

（二）痉挛评定

痉挛的评定内容常包括痉挛严重程度、痉挛分布和痉挛所致的功能障碍。

1. 体格检查

（1）视诊　痉挛病人,常有刻板的运动模式和持续存在的静态姿势。

（2）被动活动　检查者活动痉挛病人时,常有僵硬感。

（3）反射　痉挛病人存在腱反射亢进、屈肌回撤亢进以及皮肤反射亢进等症状。

（4）摆动试验　痉挛肢体摆动幅度减小。

2. 痉挛评定量表

（1）改良的 Ashworth 量表　目前临床应用最广泛的痉挛量表。详见第二章第三节运动功能评定。

（2）Penn 分级法　以自发性痉挛发作频率评定痉挛严重程度。

（3）Clonus 分级法　以踝阵挛持续时间长短分级评定痉挛严重程度。

3. 生物力学评定　①屈曲维持试验,主要用于上肢痉挛的评定。②钟摆试验　主要用于下肢股四头肌与腘绳肌痉挛的评定。③等速装置评定。④便携式测力计。

4. 电生理评定　上运动神经元损伤后,脊髓因失去上位中枢的控制而导致节段内运动神经元和中间神经元的活性改变,以致相应电生理改变。临床上常用肌电图通过检查 F 波、H 反射、T 反射(腱反射)等电生理指标来反映脊髓节段内 α 运动神经元、γ 运动神经元及其它中间神经元的活性。

（三）痉挛康复护理措施

1. 药物疗法　药物是缓解痉挛的最主要方法之一。常用药物有巴氯芬、盐酸替扎尼定等。

2. 运动疗法

（1）神经肌肉促通技术

1）Rood 技术:可用挤压法、牵拉法、运动控制法。

2）Bobath 技术:应用控制关键点、姿势反射和反射性抑制等技术缓解痉挛。

3）Brunnstrom 技术:应用紧张性颈反射和紧张性迷路反射以及借用共同运动和联合反应抑制痉挛。

4）PNF 技术:应用肢体和躯干的螺旋和对角线主动、被动、抗阻运动,并配合手的接触、语言命令、视觉引导进行运动治疗。

（2）被动活动和按摩　应用缓慢、持续的牵张手法牵拉患肢,还可配合使用按摩手法,可有效缓解痉挛,降低肌张力。

3. 物理因子疗法

（1）热疗法和冷疗法　常用的热疗有温水浴、中药热敷、红外线等;常用的冷疗有冰水浴等。

（2）功能电刺激法　常采用对痉挛肌的拮抗肌群进行电刺激,以降低痉挛肌的肌张力。

4. 局部神经阻滞法　常在局部注射肉毒杆菌素、苯酚等药物,阻断神经传导,抑制肌痉挛,降低肌张力。

5. 手术疗法　对于保守治疗不佳且痉挛严重病人,可用手术有肌腱切断术、周围神经切断术、后根切断术等。

（四）健康教育

中枢神经损伤病人,常因上运动神经元损伤导致骨骼肌长期呈现痉挛状态,因此对病人进行相关知识的健康教育对缓解痉挛、早期康复至关重要。①教会病人及家属正确的姿势与体位,掌握防止加重痉挛的防护知识,能够有效缓解肌痉挛,降低肌张力。②教育病人正确认识痉挛,减轻病人心理压力,树立康复信心。

三、压疮

(一)概述

压疮是由局部组织受压时间过长,血液循环障碍,局部缺血、缺氧、溃疡、坏死。压疮多是由于护理不当所致,一旦发生压疮,不仅给病人带来诸多痛苦,加重病情,严重者还会因为继发感染出现毒血症、败血症等,危及生命。

(二)压疮评定

科学合理地评定压疮,制订康复护理计划,对压疮的康复具有重要的意义。

1. Hofman 压疮危险因素评定量表　如表5-13。

表5-13　**Hofman 压疮危险因素评定量表**

变量	评分			
	0	1	2	3
精神状态	正常	不安、抑郁、惊恐	严重抑郁,精神淡漠	昏迷
神经学检查	正常	轻度异常 轻度无力	非完全性偏瘫(评分×2)	偏瘫(评分×2) T_5以下截瘫(评分×3) T_6以下截瘫(评分×4)
运动	正常	受限,行走需要帮助	几乎卧床不起	完全卧床
营养状态	良好	中等,数日未进食	差,已1周未进食	虚弱
摄食	正常	胃肠外喂食	无食欲,进食不足	无
失禁	无	偶尔尿失禁	不能控制,导尿	大小便均需护理
年龄(岁)	<50	50～59	60～69	>70
体温(℃)	>35.5 <37.5	>37.4 <38.5	>38.4 <39.0	<35.6 >38.9
用药	无	皮质激素、镇静剂、抗凝剂	镇静剂、化疗、口服抗生素	经肠外给予抗生素
糖尿病	无	饮食控制	饮食控制加口服药	饮食控制加胰岛素

注:得分在8分以上者,表明有患压疮的危险

2. NORTON 压疮危险因素评定量表　如表5-14。

表5-14　**NORTON 压疮危险因素评定量表**

评分	身体状况	精神状况	活动能力	运动能力	失禁
4	良好	清楚	行走	完全运动	无
3	好	淡漠	行走需要帮助	轻度受限	每天<2次
2	差	混乱	依靠轮椅	严重受限	每天>2次
1	很差	无意识	卧床不起	不能运动	常失禁

3. 3种常用压疮分级标准　见表5-15。

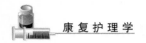

表 5-15　3 种常用压疮分级标准

Yarkony-Kirk 分级	Shea 分级	美国国家压疮咨询委员会分级
1. 红斑区 　A. 持续存在 >30 分钟， 　　但 <24 小时 　B. 持续时间 >24 小时 2. 表皮和（或）真皮溃损，但 　看不到皮下脂肪组织 3. 可见到皮下脂肪，但见不 　到肌肉 4. 可见到肌肉、筋膜，但未 　及骨骼 5. 深及骨骼，但未波及关节 6. 累及关节	1. 损害涉及表皮，包括表皮红斑 　或脱落 2. 损害涉及皮肤全层及其皮下 　脂肪交界的组织 3. 损害涉及皮下脂肪和深筋膜 4. 损害涉及肌肉或深及骨骼 5. 损害涉及关节或体腔，形成 　瘘管	第 I 阶段：皮肤完整，有不消退的红 　斑，为皮肤溃疡损伤的前兆 第 II 阶段：皮肤部分受损，累及表皮和 　（或）真皮，表浅溃疡在临床表现为 　擦伤、水疱或浅的凹陷 第 III 阶段：皮肤全层受损，有皮下组织坏 　死或受损，但未穿透筋膜，临床上表 　现为较深的坑状伤口在皮肤的真皮 　（第二层皮）突破延伸到皮下脂肪组 　织。比在第二阶段的伤口更深 第 IV 阶段：皮肤全层受损，广泛损伤组 　织坏死，可伤及肌肉、骨骼或支撑性 　结构（如肌腱、关节、关节囊）

（三）压疮的康复护理措施

1. 体位变换　勤变换病情允许体位，卧位一般每 2 小时翻身 1 次，坐位一般每 15～20 分钟做 1 次 15 秒的抬臀减压动作。选用减压床垫，以避免局部固定点受压。

2. 皮肤护理　①经常检查皮肤，保持皮肤清洁。②经常按摩受压部位，促进局部血液循环。③去除坏死组织，定期创面换药，加快伤口愈合。

3. 物理因子疗法　可使用红外线、紫外线、超声波等疗法，灭菌消毒，加快组织修复。

4. 手术疗法　对严重压疮可选用手术治疗。

（四）健康教育

压疮是长期卧床或久坐轮椅病人严重的并发症之一，不仅给病人带来痛苦，而且处理不当还会危及生命，因此对病人及家属进行必要的健康教育非常重要。①树立防止压疮的意识，教会病人及家属相关预防知识。②教育病人正确对待病情，一旦发生压疮，要积极配合护士，树立康复信心。

（张立峰）

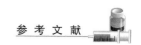

参 考 文 献

1. 潘敏．康复护理学[M].2 版．北京：人民卫生出版社,2011.

2. 石凤英．康复护理学[M].2 版．北京：人民卫生出版社,2006.

3. 姜贵云．康复护理学[M].北京：北京大学医学出版社,2009.

4. 张玲芝,周菊芝．康复护理学[M].北京：人民卫生出版社,2008.

5. 鲍秀芹．康复护理学[M].北京：人民卫生出版社,2009.

6. 李晓松．基础护理技术[M].北京：人民卫生出版社,2011.

7. 韩景林．康复护理技术[M].北京：人民卫生出版社，2010.

8. 邱志军．康复护理[M].2 版．北京：科学出版社,2007.

9. 邢爱红．康复护理学[M].北京：人民军医出版社,2007.

10. 王元姣．康复护理学[M].杭州：浙江大学出版社,2011.

11. 苑秀华．康复护理学[M].上海：上海科学技术出版社,2010.

12. 吴敏．康复护理学[M].上海：同济大学出版社,2008

13. 陈立典．康复医学基础[M].北京：人民卫生出版社,2008.

14. 陈立典．卒中单元实施手册[M].北京：人民卫生出版社,2007.

15. 南登昆．康复医学[M].4 版．北京：人民卫生出版社,2008.

16. 何成奇．康复医学[M].北京：人民卫生出版社,2010.

17. 胡永善．康复医学[M].北京：人民卫生出版社,2010.

18. 何国平,廖淑梅．社区康复护理[M].长沙：中南大学出版社,2008.

19. 纪树荣．运动疗法技术学[M].2 版．北京：华夏出版社,2011.

图书在版编目（CIP）数据

康复护理学 / 黄毅主编. —南京：江苏科学技术出版
社，2012.8
ISBN 978-7-5345-9409-0

Ⅰ.①康… Ⅱ.①黄… Ⅲ.①康复医学—护理学—医
学院校—教材　Ⅳ.①R47

中国版本图书馆CIP数据核字（2012）第157060号

康复护理学

主　　　编	黄　毅	
责 任 编 辑	徐祝平	
特 约 编 辑	李辉芳　　王　云	
责 任 校 对	郝慧华	
责 任 监 制	曹叶平	

出 版 发 行	凤凰出版传媒集团
	凤凰出版传媒股份有限公司
	江苏科学技术出版社
集 团 地 址	南京市湖南路1号A楼，邮编：210009
集 团 网 址	http://www.ppm.cn
出版社地址	南京市湖南路1号A楼，邮编：210009
出版社网址	http://www.pspress.cn
经　　　销	凤凰出版传媒股份有限公司
印　　　刷	江苏凤凰数码印务有限公司

开　　　本	880 mm×1 230 mm　1/16
印　　　张	10.25
字　　　数	240 000
版　　　次	2012年8月第1版
印　　　次	2012年8月第1次印刷

标 准 书 号	ISBN 978-7-5345-9409-0
定　　　价	26.00元

图书若有印装质量问题，可随时向我社出版科调换。